湛庐 CHEERS

与最聪明的人共同进化

HERE COMES EVERYBODY

新核心素养系列
New Literacy

# 人人都该懂的
# 脑科学

# The Brain
# A Beginner's
# Guide

[英]
阿马尔·阿尔查拉比　　李岩松　莫媛　杨舒程　译
Ammar Al-Chalabi
马丁·特纳
Martin R. Turner
沙恩·德拉蒙特　著
R. Shane Delamont

天津出版传媒集团
天津科学技术出版社

上架指导：脑科学通俗读物

The Brain: A Beginner's Guide by Ammar Al-Chalabi, Martin R. Turner, R. Shane Delamont
Copyright © Ammar Al-Chalabi, Martin R. Turner, R. Shane Delamont, 2006
First published in the United Kingdom by Oneworld Publications
All rights reserved

本书由 Oneworld Publications 在英国首次出版。
本书中文简体字版由 Oneworld Publications 授权在中华人民共和国境内独家出版发行。未经出版者书面许可，不得以任何方式抄袭、复制或节录本书中的任何部分。
版权所有，侵权必究。

天津市版权登记号：图字 02-2020-220 号

**图书在版编目(CIP)数据**

人人都该懂的脑科学 /（英）阿马尔·阿尔查拉比，（英）马丁·特纳，（英）沙恩·德拉蒙特著；李岩松，莫媛，杨舒程译. -- 天津：天津科学技术出版社，2020.9（2022.7重印）

书名原文：The Brain：A Beginner's Guide
ISBN 978-7-5576-8664-2

Ⅰ.①人… Ⅱ.①阿…②马…③沙…④李…⑤莫…⑥杨… Ⅲ.①脑科学－普及读物 Ⅳ.① R338.2-49

中国版本图书馆 CIP 数据核字（2020）第 169302 号

---

人人都该懂的脑科学
REN REN DOU GAI DONG DE NAO KE XUE
责任编辑：王　冬
责任印制：兰　毅

| 出　版： | 天津出版传媒集团 |
| --- | --- |
| | 天津科学技术出版社 |

地　址：天津市西康路 35 号
邮　编：300051
电　话：(022)23332377（编辑部）
网　址：www.tjkjcbs.com.cn
发　行：新华书店经销
印　刷：石家庄继文印刷有限公司

---

开本 880×1230　1/32　印张 9.25　插页 4　字数 200 000
2020 年 9 月第 1 版第 1 次印刷　2022 年 7 月第 2 次重印
定价：65.90 元

---

版权所有，侵权必究
本书法律顾问　北京市盈科律师事务所　崔爽律师

THE BRAIN
前言

## 简单有趣的脑科学之旅

着手写这本书的时候,我们的兴奋和惶恐交织在一起。兴奋是因为脑是理解"我们是谁"的关键,而惶恐是因为在所有器官中,我们对脑的了解最少。本书是写给那些有智慧且受过教育的读者的。尽管我们已尽力使用通俗易懂的术语,但本书的内容理解起来仍然具有一定的挑战性。本书以科学的视角来引导读者,从最基础的层面过渡到对脑细胞、神经元、脑的结构和诸如意识等脑功能,再扩展到神经系统的发育和思维的发展。

本书尽可能地想要跟上时代的脚步,但众所周知,20世纪90年代是脑研究的辉煌10年,科学家在神经科学上投入巨大,相关研究出现了爆炸式增长。因此，在未来几年，本书中的一些概念或观点可能会被推翻。虽然我们不会偏离基本事实，但是因为对脑的某些方面仍然知之甚少，所以我们只能基于现有的知识来提供观点。

身为神经科学家或神经科专业医生，我们每天都在研究脑，因此书中的一些观点是我们自己独创的。我们尽力对理解脑的运行机制所需的一些概念进行解释，特别是与神经科学没有直接联系的概念。

将自己的想法结集成书是一种奇妙的经历。希望读者朋友喜欢这本书，这也是我们创作的初衷。

THE BRAIN

目录

前言　**简单有趣的脑科学之旅** - I
引言　**为什么我们需要脑** - 001

# 第一部分　初识脑

## 01　脑科学研究的历史进程 - 007

古希腊思想家对脑的认识及其遗产 - 009
颅相学：通过颅骨的隆起来评判他人 - 013
19 世纪的科学家，用实验探究脑的功能 - 014

## 02　脑的进化：脑是如何形成的 - 019

脑，逐渐发展出复杂性 - 022
脑是如何进化出来的 - 024
猿猴 VS. 人类：为什么人类能成为社会赢家 - 027
脑容量和脑力：为"大"而战 - 030

## 03 脑功能的基础：神经元 - 033

细胞结构：人体就像一座巨大的水下工厂 - 034
神经间的交流：将所有信号转化为电信号 - 037
神经网络：自然形成的互联网 - 042
脑与计算机究竟有什么区别 - 045

# 第二部分　从一个细胞发展成脑

## 04 脑的发育：神经系统的生长 - 053

从卵发育成胚胎 - 054
原条：形成头和尾 - 055
脊索：定义神经系统的时刻 - 056
神经管：迈向思想的第一步 - 058
神经管的分割：塑造脑的形状 - 059
脑的成熟化 - 060

## 05 脑的解剖结构：理解这个宏伟的设计 - 065

大脑皮质：当之无愧的智力中心 - 068
脑的偏侧化与裂脑人 - 076
边缘系统：让你能嗅到恐惧！ - 079
基底神经节：使运动正常进行的润滑剂 - 081
小脑：保持平衡与协调的关键 - 082
脑干：通往外部世界的桥梁 - 084
自主神经系统：身体的自动驾驶仪 - 086

## 06 脑的支撑结构：脑生存所需的物质 - 091

颅骨：保护脑免受损伤的外壳 - 092
脑脊液：为细胞提供最佳环境 - 095
脑膜：对脑额外的保护 - 097
血管：必不可少的能量供应系统 - 097

# 第三部分　像"成年人"一样使用脑

## 07 学习"做人"：行为和推理能力的发展 - 103

怎样习得恰当的行为 - 107
如何理解他人和外部世界 - 108
进化心理学与本能：与生俱来的反应与行为倾向 - 113
心智的多面性：人类的推理本能 - 116

## 08 意识：人之存在的终极奥秘 - 125

意识是在哪里产生的 - 127
经验：意识的基本单元 - 129
我们为什么要有意识 - 131
量子物理学与意识 - 134

## 09 记忆：过去存在的意义 - 145

记忆的类型 - 146
记忆的神经回路和储存地址 - 149
当你的记忆迷了路 - 150
我们为什么能记住各种事实 - 152
一颗聪明药丸：如何改善记忆能力 - 155

## 10 睡眠：脑的就寝时间 - 157

睡眠的神经机制 - 160
在你睡着之后，脑中会发生什么 - 161
我们为什么要睡觉 - 164
睡眠剥夺会对人产生什么影响 - 166
睡眠障碍 - 167

## 11 运动系统：所有动作和行为的基础 - 171

运动系统是如何工作的 - 173
平衡器官：被忽视的运动感受器 - 177

## 12 感觉系统：感受自我与世界的途径 - 181

没有感官就没有感觉 - 182
疼痛：可以不喜欢它，但不能没有它 - 185
如何从源头阻断疼痛 - 188

## 13 视空间系统：看见光明与色彩 - 193

失明与脑：视觉皮质从未停止工作 - 195
眼睛的结构和视觉通路 - 196
视觉皮质：解释图像的部分 - 199
盲视：能看到运动的物体，却看不到静止的物体 - 200
联觉：当数字或声音有了色彩 - 201
顶叶：感觉"整合者" - 202

## 14 语言、听觉和音乐：理解声音的意义 - 205

语言：符号的世界 - 206
听觉皮质：脑中处理语言的区域 - 208
听觉：从一只毛茸茸的"蜗牛"开始 - 210
音乐和脑：外部世界的音乐在内部奏起交响乐 - 216

## 15 情绪和边缘系统：人之所以为人的重要原因 - 221

边缘系统的进化：使人类从所有动物中脱颖而出 - 223
情绪神经回路中的结构 - 224
颞叶癫痫：情绪无处不在 - 228

## 16 脑研究技术的发展：发现并诊断各种疾病 - 231

神经生理学测试：电刺激与反应 - 233
诱发电位：一边刺激，一边记录 - 233
脑电图：对脑电波的研究 - 234
电击疗法：在效果与道德之间寻求平衡 - 235
瓦达试验：麻醉脑的一半 - 236
脑成像：在空间和时间的维度上探究脑 - 237

## 17 衰老与死亡：长生不老的科学密码 - 247

脑死亡后，人会进入什么样的状态 - 248
修复脑：如何实现高质量的长寿 - 249
是什么阻止我们长生不死 - 251
仿生学：解决寿命问题的可能性方案 - 255

| | |
|---|---|
| 结语 | - 257 |
| 附录 | **脑部及神经系统的相关数据** - 259 |
| 参考资料 | - 273 |
| 致谢 | - 276 |
| 译者后记 | - 277 |

THE BRAIN

引言

## 为什么我们需要脑

> 如果脑简单到能让我们理解，我们的思维就会简单到不能理解脑。
>
> 莱尔·华特森（Lyall Watson）

对人类来说，思想和智慧一直都很重要，且被认为是人类存在的本质。笛卡尔曾在1641年写下"我思故我在"，然而直到近些年，我们才把脑看作思想、理性、情绪和存在之源。如今，脑与我们自身紧密地联系在一起，在许多国家，脑死亡才是一个人真正死亡的标志。

伟大的创世故事中，在有光之前，首先存在的是拥有智慧的头脑，因为宇宙的设计和创造需要足够的智慧。而在现代科学版本的故事中，我们相信智慧的头脑是最后形成的事物之一，因为如此复杂的事物只有经过数百万年的进化才能产生。无论是哪种情况，智力（脑）都拥有特殊的地位。

脑是目前我们已知的最复杂的存在，它是化学和电的能量所，以一种完美的定位方式向需要能量的部位传递信息。这个柔软的、呈灰色的、约1.35千克重的器官，不仅是我们体验和操纵世界的部位，也是我们控制呼吸、体温、血压和激素的部位。其数以十亿计的神经元中，每一个都与成千上万的神经元相联系，这便是脑的本质。要让这些细胞完好地存活，不仅需要身体其他部位提供大量复杂的支持，还需要一个完整的生命保障系统。为了保护脑免受外界影响，它被包裹在膜中，被浸泡在减震液里，外部还覆盖着非常坚硬的骨骼外壳。

然而，对于回答"为什么我们需要脑"这个最简单的问题，这些描述仍然不够。许多生物在没有脑的情况下也能生活得很好，甚至有些生物只是某种微不足道的神经纤维集合。在本书中，我们将尝试回答这个问题，同时解释脑是由什么组成的，这些组成部分是如何组合在一起的，脑是做什么的，以及脑是如何运作的。

现代医学将关于脑的问题分为两类：神经病理学问题和精神病学问题，这两类问题分别对应神经系统疾病和精神疾病。这些学科试图解释经验、行为、感觉、运动和言语中出现的失调现象，并将它们与神经系统相关区域的物理、化学或电信号的紊乱联系起来。

我们的祖先对这样的联系并没有建立足够的认识。例如，他们认为癫痫是由恶魔控制所导致的，幻听可能是因为上帝在说话，等等。很多人始终坚信脑有另外一种能力：精神力量或超自然力量。对脑的这些方式进行思考很重要，我们部分与生俱来的天性使得我们尝试对周围的世界归类并赋予其意义。甚至，现代物理学也认识到，有意识的生命进行的简单观察能够影响亚原子世界的行为。事实上，这就是量子理论的基石。这也给我们带来了一个棘手的问题：意识。

什么是意识？意识是如何产生的？人在睡眠中有意识吗？人死了之后还有意识吗？这些问题困扰了人类数个世纪，我们将在本书进行讨论，并试图找到一个具有现代意义的答案。

富有想象力的脑把人类同其他动物区分开来。而一些研究表明，人类与它们也许并没有太多的不同。在本书中，我们想要表明，人脑很特别，也令人感到很不可思议。尽管我们对它已经有了深入的了解，但是依然有很多东西需要我们进一步探索。

首先，我们来回顾一下，看一看人们是如何认识到脑是一个重要器官的。

## 这些硬核脑知识,你都了解吗?

扫码鉴别正版图书
获取您的专属福利

- 伴随着颅相学的发展,人类开始首次对脑功能的定位进行认真的研究,这是真的吗?

  A. 真

  B. 假

- 在( )方面,额叶起着最重要的作用。

  A. 维持脑细胞正常运转

  B. 情绪反应

  C. 原始反射

  D. 控制行为

扫码获取全部测试题及
答案,一起了解简单
有趣的脑科学知识

- 对于( )这种动物来说,脑会在一定时期变成它的一种包袱。

  A. 海参

  B. 海鞘

  C. 海胆

  D. 海马

扫描左侧二维码查看本书更多测试题

# THE BRAIN
## A BEGINNER'S GUIDE

第一部分

# 初识脑

# 脑科学研究的历史进程

人类对脑的认识经过了怎样的发展历程？
为什么说脑是所有器官中最基本的器官？
为什么亚里士多德认为行动需要的是心脏而非脑？
人类首次尝试对脑功能进行定位是哪种学说？
19 世纪的脑科学研究经过了怎样突飞猛进的发展？

> 脑是一个世界,包括许多未被探索的区域和广阔延展的未知领域。
>
> ——圣地亚哥·拉蒙-卡哈尔(Santiago Ramon y Cajal)

> 我赞同开放的思想,但是不要太开放,以免让人头脑崩溃。
>
> ——阿瑟·海斯·苏兹贝格(Arthur Hays Sulzberger)

脑没有活动的部分:它不像心脏、肺或肠道那样能跳动、膨胀或收缩;也无法像肾脏能制造尿液、肝脏能分泌胆汁、脾能产生淋巴液那样产生任何物质;与皮肤或者骨骼也不同,脑没有显而易见的作用。但是,我们现在认为脑负责思想、情绪和自由意志。我们是怎样得出这种结论的?关于这一点,人们以前的看法又是怎样的?要回答这些问题,我们必须回溯历史,然后一步步从推理到结论,再到当下。进行这项任务之前,有三点注意事项。

第一,尽管关于思想和情绪的观点可以追溯到最早有记录的文明,但我们对这些早期观点的认识建立在考古证据的基础之上,因此十分零碎。第二,医学研究史主要倚重来自西方的历史文献,所以我们不可避免地主要介绍这方面的观点。第三,在过去,人们对待动物和人体实验的态度与现在非常不同,因而书中描述的一些实验可能会让人感到不悦，甚至在今天几乎不可能被允许开展，特此说明。

## 古希腊思想家对脑的认识及其遗产

> 永远不要相信任何能够独立思考的东西，除非你看清了它把头脑藏在什么地方。
> 
> ——《哈利·波特与密室》

关于"脑是所有器官中最基本的器官"这一简单的观点，现在听起来可能相当浅显，但这一看似浅显的设想，是建立在过去 200 年所获知识的基础之上的。在希腊哲学家之前，心脏被广泛认为是智力所在。古埃及学者希罗多德（Herodotus）在写木乃伊化（mummification）时记录到，当时人们在为心脏、肺、肝脏、胃和肠等器官做准备工作时异常谨慎，脑则被草草地从颅骨中挖出来。古埃及人把进出心脏的大量可观察到的连接作为心脏重要性的证据，同理，脑似乎就没有多少重要了。然而，也是在同一时期，有关脑的真实功能的第一篇文献的观点被古希腊人记录了下来。

这一时期，三位重要的哲学家主导着有关思想和情绪的观点，其中只有两位认为脑很重要。"医学之父"希波克拉底（Hippocrates）在《论圣病》（*On the Sacred Disease*）一书中写道：

> 人们应该知道，快乐、愉悦、欢笑、嘲笑，以及悲哀、痛苦、悲伤和眼泪……都是从人脑中产生的，而且只能从脑中产生。它同样也会让我们发疯或者神志不清，让我们无论昼夜都会感到恐惧与害怕，并让我们失眠、犯不该犯的错误、心不在焉、漫无目的地焦虑，以及产生一些违反习惯的行为。

希波克拉底还指出了脑回路的一个基本特性：一侧脑受损会导致对侧的身体缺陷。

哲学家柏拉图提出"生命原则"（vital principle）存在于脑中，它与脊髓共同负责控制"生命力"（vital force）。我们不妨引用他作品中的一段话："复制一个圆球，将它比作宇宙，他们（上帝）将两个神圣的东西（眼睛）放在这个圆球中——如今我们称之为头，头是人体最神圣的部分并控制着其他所有的部分。"

然而，亚里士多德认为，脑的功能是"冷却心脏"，不过，他也曾认为脑这一"冷却装置"可能与智力有关。他的"心脏中心说"是基于自己的观察，他发现在胚胎中，心脏是首个发育的器官，且温度更高。于是认为这是器官参与生命过程的直接测量标准。他还注意到，鸡在头被砍掉后还能四处奔跑，这进一步证明，行动需要的是心脏，而不是脑。

多年来，一大批古希腊医学家逐渐将我们引向了"脑中心"的观点上。起初,斯特拉图(Strato)将柏拉图对"生命原则"最初的定位限定到了两眉之间的额部。后来,色诺克拉底(Xenocrates)则将定位限定在头顶。随后,赫罗菲拉斯(Herophilus)对人体进行了全面的解剖,意识到脑(尤其是脑的基部)是神经系统的中枢,他甚至注意到了负责感觉的神经与负责运动的神经之间的差异。此外,他还发现了脑内的液体腔,即脑室,这为后来关于脑功能的"脑室定位学说"奠定了基础。

最后,内科医生埃拉西斯特拉图斯(Erasistratus)提出,与其他动物相比,人类的智力高可能是由于人脑中拥有更多的褶皱。然而,尽管更多"脑中心"的观点已经开始发展,但亚里士多德关于脑只是一个美化的"空调机"的观点则一直持续到中世纪。

从公元3世纪开始,一位解剖学家主导了所有的思想,他就是希腊医生兼哲学家盖仑(Galen)。在当时,所有医学院都会将他提出的解剖学概念教授给学生。他提出的"精神生理学"的概念描述了一种被称为"灵魂"(pneuma)的生命力,它与血液混合,传播到脑,然后被赋予"动物精神"。这种"动物精神"会控制脑、神经和思维。"动物精神"被存储在脑室中,通过空心的神经传递来产生运动和感觉。公元4世纪的神学家、主教尼梅修斯(Nemesius)在他关于人的本质的著作中进一步阐述了这种观点,并提出了所谓的"脑室定位学说":想象、智力和记忆的关键要素都位于脑室。

一千多年之后的 1543 年，文艺复兴时期的解剖学家安德烈·维萨里（Andreas Vesalius）在解剖人体尸体的基础上，撰写了一份详尽的解剖学图册。这份图册挑战了盖仑的观点，并从此彻底改变了西方教授解剖学的方式。这份图册被称为《人体构造》（*De Humanis Corpora Fabrica*），描述了人脑的 5 个脑室。

维萨里还把三种灵魂赋予人类，并认为脑包含"主要灵魂，即动物精神总和，其功能无疑是精神层面的"。他也是第一个发现脑灰质和白质之间存在区别的人。他指出，围绕脑主体的薄薄的、呈灰色的物质（皮质），与脑组织呈现白色的部分不同，正如我们如今所知，其外观是由包裹神经纤维的绝缘层所致。

---

### 【"无头鸡"麦克】

为了能更准确地理解为什么心脏而非脑一直被认为是思想和情绪的来源，我们不妨来了解一个可怕的实例："无头鸡"麦克。1945 年，这只叫麦克的鸡本来要成为主人餐桌上的一道菜，但当主人用斧子砍下它的头之后，它的身体仍四处奔跑，就跟正常的鸡一样。它停下之后非但没有死去，反而"做回了正常的鸡应该有的样子"——它开始用脖子梳理羽毛、啄食，通过滴眼液的瓶子进食，直到 18 个月后的一天晚上死于窒息。它之所以能存活下来，很可能是因为许多反射功能被储存在脊髓和脑干中，而当初砍的位置偏高，保住了它大部分的脊髓和脑干。据说它在被砍时未伤及颈部的静脉，并且溢出的血液及时在伤口上凝固了，这避免了它因流血过多而死。在"无头鸡"麦克的家乡，也就是美国科罗拉多州的弗鲁塔市，人们每年5月都会为这只无头鸡顽强的精神而举办纪念活动。

## 颅相学：通过颅骨的隆起来评判他人

颅相学是由著名的维也纳神经解剖学家弗朗茨·约瑟夫·高尔（Franz Joseph Gall）提出的，伴随着这一学说的发展，人类开始首次对脑功能的定位进行认真的研究。这一学说在高尔的一本有关解剖学和生理学的著作中有所描述，他认为，精神能力或精神特质的卓越性取决于它们所依赖的脑区的大小，在某种程度上，这一说法被我们接受了。相应地，他还认为，这些脑区的大小可以通过颅骨的发育和覆盖区域的隆起来判断，如今看来，这一想法非常荒谬。

高尔及其同事约翰·施普尔茨海姆（Johnn Spurzheim）确定了37种"心理和道德本能"，他们认为这些"本能"能在颅骨的表面表现出来。这些本能被分为几个领域，如智力、洞察力、精神能量和爱。大多数本能与抽象的人格特征有关，如坚定、谨慎、好奇和灵性。研究人员绘制了一份颅骨图，并标出了与这些特征相关的颅骨隆起和凹陷的部位，通过这些区域可以进行触诊、测量和诊断。在世界各地的古董店里，都能够看到绘有这种图的白色陶瓷头模型。

颅相学在全科医疗中也得到了广泛的应用。然而，这一学说也不可避免地受到挑战，尤其是来自法国的科学家乔治·居维叶（Georges Cuvier）。高尔本人被宗教和政治力量赶出了维也纳，只能定居在法国。据说，对颅相学给出最后一击的，是高尔对拿破仑颅骨特征的解释，因为这种解释无法证明拿破仑拥有的全部高贵品质。尽管英国精神病学家伯纳德（Bernard）坚持颅相学观点，英国颅相学协会在20世纪60年代末也被认可了，但在19世纪末，颅相学作为一种被普遍接受的概念几乎已经消亡了。事实上，今天仍在使用的一些英文短语，如high-brow（有学问的人），就有颅相学的基础。

## 19世纪的科学家，用实验探究脑的功能

19世纪是一个知识爆炸的时代。对一名医生来说，能够活在这个时代一定是让人感到兴奋的一件事。这个时代有很多人从事科学研究，但只有少数几个人经受住了时间的考验。

法国生理学家玛丽·让·皮埃尔·弗卢朗（Marie Jean Pierre Flourens）进行了实验，旨在研究高尔的观点是否正确。他选择性地破坏了动物脑的很多部位，并用电流刺激动物和人类的脑。他还

对曾经患有严重精神障碍或神经病理缺陷患者的尸体的脑进行解剖研究。他注意到，当去掉了动物脑的两个脑半球后，动物所有的"知觉和判断"都消失了。于是，他得出了正确的结论：脑半球具有更高级的认知功能。他还切除了位于脑半球后部和下方的小脑，结果导致动物失去了协调性。后来，他注意到，损毁脑干下部（延髓，位于脑的底部并与脊髓相连）会致死。他推断，诸如呼吸和循环等重要功能受脑干控制。

虽然弗卢朗通过动物的脑进行研究无法提供关于人脑功能详细定位的信息，但是通过电流精确刺激脑开始成为可以实现的技术，而如今人们能够利用灵长类动物和狗的脑来进行实验。皮埃尔·保罗·布洛卡（Pierre Paul Broca）是法国一位才华横溢的外科医生和人类学家，他的经典实验是对患有严重语言障碍的患者进行研究，而该实验将语言功能定位到了脑前部左侧的一个区域。他曾经的一位患者只能发出"tan"的音。该患者死后，布洛卡发现，其脑前部左侧的一小部分区域被梅毒破坏了。现在，这一脑区被称为布洛卡区。

英国神经病理学家约翰·休林斯·杰克逊（John Hughlings Jackson）进一步发展了布洛卡的观点，提出该脑区是语言输出或表达的中心。几乎在同一时间，德国神经病理学家卡尔·威尔尼克（Carl Wernicke）在脑左侧发现了一个与语言理解有关的区域，该区域通过神经纤维通路与布洛卡区相连。由此，语言加工模型的基础就此诞生。

另两位德国生理学家——古斯塔夫·弗里奇（Gustav Fritsch）和爱德华·希齐格（Eduard Hitzig），通过对狗脑进行电刺激，观察狗不同肢体对不同刺激的反应，开始绘制脑运动皮质上各种功能的对应点。之后，英国神经病理学家、生理学家大卫·费里尔（David Ferrier）爵士对他们的理论进行了改进和发展，他通过切除受刺激的脑区来证明特定的运动功能会消失。1876年，他在《脑的功能》（The Functions of the Brain）一书中，将自己的所有想法都汇集其中。

以上这些以及其他实验表明，我们现在对脑的许多功能以及相应区域有了合理的理解，但是仍有一个问题尚未解决：我们为什么会发育出这么大的脑？

## THE BRAIN
章末总结

1. **颅相学**：神经解剖学家弗朗兹·约瑟夫·高尔认为精神能力或精神特质的卓越性取决于它们所依赖的脑区的大小，而这些脑区的大小可以通过颅骨的发育和覆盖每个区域的隆起来判断。
2. **玛丽·让·皮埃尔·弗卢朗**：通过实验得出脑半球具有更高级的认知功能的结论，并且推断出呼吸和循环等重要功能均受脑干控制。

3 **皮埃尔·保罗·布洛卡**：通过对患有严重语言障碍的患者进行研究，他将语言功能定位到脑前部左侧的一个区域，也就是布洛卡区。

4 **约翰·休林斯·杰克逊**：进一步发展了布洛卡的观点，提出布洛卡区是语言输出或表达的中心。

5 **卡尔·威尔尼克**：在脑左侧发现了一个与语言理解有关的区域，该区域通过神经纤维通路与布洛卡区相连。

6 **古斯塔夫·弗里奇和爱德华·希齐格**：绘制了运动皮质上各种功能的对应点。

# 02

# 脑的进化：
# 脑是如何形成的

为什么我们都需要脑？
脑是如何进化而来的？
为什么人类成了所有动物中的赢家？
脑的大小与个体的智力有什么关系？
为什么我们会发展出欺骗他人的能力？

> 历史上最重要的科学革命唯一的共同特点是：推翻支撑人类自大的基座，即人是宇宙的中心。
>
> ——斯蒂芬·杰·古尔德（Stephen Jay Gould）

虽然关于进化论的文章已经有很多了，但令人感到惊讶的是，在所有现代科学理论中，可能只有进化论仍然存有争议，尽管它已有了压倒性的证据。驳斥进化论有点像驳斥原子理论或相对论。虽然少数人可能真正拥有这样的知识，但对许多人来说，这更多的是一个信仰问题。前人对这一问题曾有过多次讨论，本书并不试图为进化论才是思考"我们从何而来"的正确途径这一理念进行辩护，我们只接受进化过程是人脑发展背后的推动力这一理念。即便你不能接受这一点，也不会影响对书中其他部分概念的理解，只是需要你自己来解释为什么我们的脑是现在这样的。

进化是不同世代之间的变化过程，通常每种变化都很细微，但随着时间的积累，与最初相比，这种变化就显而易见了。我们不妨思考一个简单的例子：语言。南非语、荷兰语和德语都是相关联的语言，而且都被认为源自一种共同的类似德语的语言，但这是如何发生的呢？这种共同语言的最初使用者能够理解自己的孩子说的话，没有人会质疑孩子与自己说的是不同的语言，但孩子们会经常使用父母不会使用的一些词语，比如俚语，也可能会使用不同的词汇或父母不理解的短语。慢慢地，经过几代人的发展，差异变得越来越大，以至于当与原始语言及其他语言相比时，它们变成了一种不同的语言。

从来没有创造新语言的准确时间一说，只有起始点和结束点之别。由于地理原因，一个地区的新词、重音或短语不易被另一地区普遍使用，慢慢地，差异变得越来越明显；当差异足够大时，我们便说它们变成了不同的语言。

这个过程有三个重要的特点。第一，这种语言的变化是循序渐进的，每一代人都能理解彼此，也能直接被他们上下一代的人理解，所以这种语言变化在任何一个阶段都难以被察觉。第二，这种变化不是预先计划、设计或故意为之的，而是语言从上一代传递到下一代的过程中必然会发生的，因为下一代的语言并非上一代的语言的直接复制。第三，由于地理原因，一群人使用的常用词或短语未必会传递给另一群人，这便导致了其各自不同的进化路径。人们需要将其进行归类，然后才能使用。将这个连续过程中的不同点看作不连续的语言很正常。这种逐渐变化的过程被称为进化，任何涉及信息复制的系统都会出现。

这个变化过程还有第四个相关特点：选择性。有些单词或短语会流行起来被大众青睐，另一些则不然。流行词被越来越多的人使用，因此会代代相传，不那么流行的词则会消亡。换句话说，新语言中的有些词是由说这种语言的人选择的，有些则不然。选择的过程同样是被动的，没有人能决定哪些词会流行，之所以会流行，只是因为它们更适合当时的语言环境罢了。

## 脑，逐渐发展出复杂性

包括人脑在内，地球上所有的生命都经历了相似的不断变化和选择的过程。正如语言是后代脑言语区域对声音和语法规则发展的复制产物一样，生物体也是后代细胞对基因和遗传密码发展的复制产物，其发展成效不仅体现在完整的生物体中，也体现在脑中。在脑中，复杂的布局结构在某些情况下具有优势，因此这种结构便会进一步进化。原始的神经样细胞形成更复杂的细胞结构和具有神经网络的生物体，然后进一步形成神经节，最后形成数十亿神经元的复杂集合体，也就是我们所说的脑。

任何时候，亲代都不会生出一个新物种，但细微的差异会慢慢地累积起来。因为我们能看到这个连续过程的"快照"，所以可以看到不同物种的独特的脑。这有点像在树枝上截一个横截面，我们会看到明显不相连的原木圆圈，但它们实际上是同一根树枝的一部分。我们可以把看起来相似或相近的原木圆圈归为一类，但如果不了解树的完整形状，这种归类就会充满不确定性。

乍一听，人脑似乎是一团混乱无序的神经集合，但事实远非如此。人脑中神经之间的潜在联系比已知宇宙中的原子还要多。人脑有一个可预测且高度组织化的结构，这是进化的产物。为了理解导致这种结构的事件链，我们需要接受一些源自进化和选择的被动过程衍生出来的观念。

第一个观念是，复杂性其实源于简单性，当然，这并不意味着简单性不会因复杂性而生。例如，我们认为哺乳动物的祖先比它们简单，而其祖先的祖先可能更简单，由此可以追溯到生命的起源。这与神创论和智能设计的基本概念形成了鲜明的对比，在后两者的概念中，万能的上帝和终极的复杂性先于其创造的更简单的形式出现，任何程度的复杂性都可以被创造出来。

第二个观念是，有机体的发育过程与过去的进化相呼应。例如，人类胚胎在发育过程中曾有鳃、鳃弓和尾巴，而这实际上与哺乳动物的胚胎几乎无法区分。此外，鸟类和哺乳动物的胚胎在发育早期也非常相似，但随着生物体的成长，它们的相似度会降低。同样，正如我们所期待的那样，两个种群都是陆栖脊椎动物，因此也有一个遥远的共同祖先。

第三个观念是，因为所有生物都"带着"自己进化的产物，所以自然界中必然存在各种相似性。就像南非语、荷兰语和德语都用相似的词来表达"谢谢"一样，所有现代生物体都拥有相同的细胞组成、细胞结构和蛋白质，人类与酵母有 90% 的相同基因……成千上万类似的例子都有力地支持着"生物有共同的起源"这一观点。

自然界中还存在其他能说明相似性的例子。它们有时是解决进化问题的唯一方案，如物种经历的平行进化。在最基础的层面，这些相似性包括对称性、有头有尾或能感应环境等特征，这种现象甚至可以拓展到分子水平。最引人注目的是有袋的狼和有胎盘的狼，这两种狼各自都为适应环境发展出了"狼性"的应对策略。在语言层面，与之对应的大概是"妈妈"这个词，这是婴儿最早能发出的声音之一。事实上，所有的语言都有相似的词。这并不是说所有语言都来自同一种语言，而是说人们出于同样的原因独立地想出了同样的词。

## 脑是如何进化出来的

事物越复杂，其需要进化的时间就越长。人脑是高度复杂的，所以经过了很长时间的进化。此外，因为每一代都是对上一代的改进，而不是全新的改变，所以有些东西看起来似乎不合逻辑。为了理解脑是如何形成的，我们需要借助一个简单而普通的蓝本——鱼脑。

鱼类神经系统的基本结构是一个一端有3个突起的管子，对应于前脑、中脑和后脑，并且管子上还有一系列隆起。这些排成一行4对的隆起被称为"丘"（colliculi，来自拉丁语，意为"小山"）。第一对位于前脑，负责嗅觉；第二对和第三对位于中脑，其中第二对负责处理视觉和眼球运动的反射，第三对负责处理声音；第四对位于后脑，处理位置信息。在鱼类和人之间的进化树上的所有动物中，我们可以清楚地看到这种组织结构，但是这些成对的隆起大小各不相同。在一些动物中，它们被称为"叶"（lobe），而在其他一些动物中，则被称为"半球"（hemisphere）。

对早期的生物而言，处理气味信息和视觉信息的能力对确保生存来说非常重要，而有关身体位置的信号以及由此产生的协调性同样重要。因此，第一对和第二对隆起进化得更大，变成"叶"；第四对也在扩大，但扩大的程度较小。随着运动越来越重要，第四对隆起也开始扩展成"叶"。对哺乳动物来说，良好的嗅觉和运动能力对生存最重要，因此第一对和第四对隆起急剧扩大，而人类脑叶的扩张过程发挥到了极致。原本处理嗅觉的第一对隆起已经极大地扩张，成为脑的两个半球。在扩张的过程中，它们首先向前生长，越过前脑，直到被颅骨前部限制；它们继续扩张，环绕自己向后扩张，直到被颅骨后部限制。然后，它们不得不再次重复向前，通过两侧，让脑的两个半球形成熟悉的"拳击手套"形状，并将内部空腔（侧脑室）"拉伸"成螺旋状。

对人类而言，原本负责嗅觉功能的第一对隆起如今局限在脑半球前部的内部和脑半球前表面的下方。这一负责嗅觉的区域与控制情绪的边缘系统有重要联系。两个半球的其余部分则接管了视觉功能和听觉功能，以及运动功能和感觉功能。第二对和第三对隆起如今看来基本上是多余的，成为中脑后部上的"小肿块"（上丘脑和下丘脑），负责处理视觉反射和听觉反射。与此同时，第四对隆起进一步发育和扩大，如今大约是脑其余部分大小的1/8，即小脑，它对复杂的、习得的协调性运动以及与平衡、关节位置和空间信息的整合至关重要。因此，我们拥有一个非常大的、复杂的脑，专门处理感觉信息并将其转化为行动。尽管如此，我们仍不清楚为什么脑需要长这么大。许多获得"成功"的动物的脑就很小，比如，地球上能找到的拥有最小的脑的恐龙。

## 【"创世论者"之谜】

  人携带着所有之前进化的特征，喉返神经就是一个很好的例子。这条神经负责喉部声带的移动，正是因为它，我们才会说话。如果人最初就是由造物主设计的，那么喉返神经本应在离开脑干后通过最短距离直接到达喉部，因为这样设计才合理。但事实并非如此：左侧喉返神经离开脑干，沿颈部向下移动，绕着主动脉（离开心脏的大动脉）循环，并沿颈部回到喉部。因为喉返神经自己绕了回来，所以说它是"循环性的"。

  对人来说，一个10厘米就能完成的路程却跨越了半米以上；而对长颈鹿来说，几厘米的路程绕了近7米。这有点像将飞机操纵杆的控制线一直发送到飞机的尾部且一无所获。创世论者只能简单地解释这是神的奥秘之一，或者是神出于某种未知原因故意为之。进化论者的解释则简单得多：对第一个有喉返神经的共同祖先来说，这肯定是连接神经和喉最简单的方法。

今天的两栖动物与化石记录中的两栖动物相似，因此我们可以认为它们同现代脊椎动物简单的前体相似。因为其神经、主动脉弓和喉都在一条直线上，所以青蛙的喉返神经路径最短，也最合理。爬行动物则有了新的进化发展，其心脏位于胸部稍低的位置，喉返神经的路径呈柔和的曲线，只绕了一小段路。哺乳动物从爬行动物或更近的共同祖先进化而来，心脏被置于胸部深处，喉部则位于颈部。因此，尽管绕道很长，可一旦了解到这是对之前设计的改进，就会觉得合乎逻辑了。

## 猿猴 VS. 人类：为什么人类能成为社会赢家

目前认为，最早的灵长类动物生活在非洲，那是人类最早进化的地区。所有的灵长类动物都有一些共同的特征：眼睛朝前，能够抓握和跳跃，有指甲而无爪。然而，人类有一些特殊的生理特征。例如，人类没有全身长满毛发，有一对对生拇指（可用来触摸其他四指），鼻子朝下，身体竖直站立等。在社交方面，人类喜欢生活在 30 人左右的群体中，遵循一套复杂的规则来处理人际关系，而这些规则是人类在成长过程中学会的。灵长类动物花大量的时间互相梳理毛发；人类则将时间花在身体接触和语言交流上。人类的身体特征可以被看作理解我们拥有较大的脑以及社交能力的一个线索。群体生活导致的一个副作用是，人类发展出了想象他人的观点和欺骗他人的能力。这些社交和智力技能完全依赖于脑力，这可能是较大的脑发育背后的进化驱动力和结果。

猿类有共同的社会结构。通常情况下，一个包含 30 只猿左右的群体会有一个占主导地位的雄性领导，它对群体中的雌性拥有交配权，当然，前提是它们接受它。它会得到副手的支持，但通常也会遭到群体内竞争对手的反对。它们通过毛发梳理、肢体语言和身体接近来表明联盟的建立。因此，群体内权力争夺不断，雌性掌握着平衡，需要做出正确选择以表明支持谁。在正确的时间建立正确的联盟，可以使雄性成为一位成功的父亲，免于独自生活。而这就需要它们具备特别的能力，来理解复杂的社会互动，理解其他猿的意图，并控制其他猿理解自己的意图。这很可能也给了我们从他人角度看世界的能力和撒谎的能力，以及交流这些概念的能力，这些都是意识的组成要素。另外，还需要一个足够大的脑，但是多大才算足够大呢？

## 【水宝宝：水猿】

在类人猿中，人类是唯一能积极享受水中生活乐趣的，与生活在海洋中的哺乳动物一样拥有哭泣的能力。人类生来就有一种自然的潜水反射，即当脸部接触冷水时，心率和新陈代谢会减慢。在婴儿身上，这一潜水反射也同自发的、为防止溺水而屏住呼吸并伴随游泳动作的反射结合在一起。那么，是否存在一个单一的模型，可以解释在人类过去的进化中发生了什么？

有一个特别有趣的关于水猿的理论。这一理论基于这样一种观察，即人类和猿类表亲之间的许多差异，可以用以往海洋或淡水附近的祖先来解释。我们蹚水时需要保持直立的姿势，解放双臂，一些野外猿类也会这样做。我们拥有可以自由伸张的手臂，可以操纵物体，而不仅仅是用来运动。人类身体的长宽比约10∶1，对水来讲这是完美的流线。鼻孔朝前容易进水，而人类的鼻孔则是朝下的。毛发太旺盛容易使人溺水，尤其是对类人猿来说，而人类毛发稀少。

富含鱼类的膳食为构建较大的脑提供了必要的膳食成分，而且人们普遍认为，人类的祖先必然有办法捕到鱼。在海洋哺乳动物中，哭泣可以帮助清除体内多余的盐分。在类人猿和陆地哺乳动物中，人类是唯一拥有这种能力的。人类的许多生理特征都可以用进化史上的这种适应性来解释。

---

对于这些特性，人类还有其他的解释。天文学家霍伊尔（Hoyle）和维克拉姆辛戈（Wickramsinghe）曾提出生命起源于外太空的观点，因为复杂分子发展所必需的化学物质在外太空非常丰富。他们认为彗星内核冰冷，这一想法曾被认为很荒谬，因为这意味着彗星是岩石和冰的结块，现在我们知道这一观点是正确的。他们还提出，感冒和流

感席卷世界的速度如此之快，是因为病毒来自太空，而人的鼻孔朝下，可以减少这些病毒的进入。这一想法似乎很荒谬……

## 脑容量和脑力：为"大"而战

蚂蚁的行为非常复杂，但它的脑几乎只有针头大小。蚊子可以飞行，但在目标上吸取血液只需要一个神经节点。老鼠很聪明，但脑只有2克重，与人脑中被称为下丘脑的这一小部分质量差不多。一般来说，脑越大，智力越高。然而，这并没有严格的相关关系，事实上，脑的表面积或者脑的质量占身体的比重似乎更加重要。脑表面的褶皱被称为脑回，它们之间的凹陷被称为脑沟。相比于身体的大小，人类的脑不仅过大，而且布满褶皱，看起来就像核桃一样。这意味着我们不仅有一个相对过大的脑，而且脑还有非常大的表面积。仅仅在脑皮质上，一个成年人就有100亿～200亿个神经元和60万亿个突触。那么，这些额外的"脑力"都到哪里去了呢？我们的行为真的比狗或猪的更复杂吗？答案或许是肯定的。

第一，人类的人际关系非常复杂。第二，人类有高度发达的语言能力。第三，人类对未来和过去都有一种成熟的时间观念。第四，人类有抽象思维的能力。第五，人类可以设身处地为别人着想。第六，人类有能力创作艺术作品和解决问题。这些能力的结合是人类独有的，当然，其他灵长类动物和社会性哺乳动物或许可以在较低程度上做到其中一些。脑力所需的关键组成部分似乎是神经

02 脑的进化：脑是如何形成的

元的数量、神经连接的数量和特定神经回路的数量。

一般来说，一个更大的脑会提供更多的能力，但这只是一个一般性的规则。一方面，能力和力量之间需要保持进化平衡；另一方面，维持和成本也需要保持进化平衡。脑消耗了我们吸收的20%的热量，因而人需要较长时间的妊娠期（还不够长，人在出生后很长一段时间还需要被照顾）以及一个更大的脑。

我们通常会认为，作为人类，智慧使我们有别于其他动物。但新的理论认为，在原始人类进化中有几个平行分支，其中只有一个分支产生了智人。证据表明，尼安德特人非常聪明，有语言能力和工具制造能力，与我们的直系祖先同时存在，但尼安德特人不是现代人的祖先。这表明智力至少出现了两次，一次在现代人身上，一次在尼安德特人身上。我们还知道狗能听懂数百个单词，一些马和鸟也能听懂，一些猿类能用手语交流……看来，智力并非独一无二。

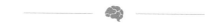

脑是大量神经元的集合，所有的神经都以某种方式相互联系，由此我们才可以审视和体验这个世界，继而进行思考，并根据得出的结论采取行动。但神经是什么？脑又是如何运作的呢？我们将在下一章进行讲解。

## THE BRAIN
章末总结

1. 地球上所有生命的所有方面，包括人类的脑，都经历了相似的不断变化和选择的过程。
2. 人脑的神经之间的潜在联系比已知宇宙中的原子还要多，它有一个可预测且高度组织化的结构。
3. 进化的结果：
   - 从简单性进化出复杂性；
   - 有机体的发育过程与过去的进化相呼应；
   - 因为所有生物都"带着"自己进化的产物，所以自然界中必然存在各种相似性。
4. 一般来说，脑越大，个体的智力越高。不过，脑的表面积或脑的质量占身体的比重更加重要。

# 03

# 脑功能的基础：
# 神经元

为什么说我们是靠电来维持身体运转的？
不同神经之间是怎样交流的？
人类的脑与计算机有什么区别？
神经网络受损后有可能恢复吗？

没有人活在由盐和酸组成的外在真理中，人们都活在自己头脑中温暖而变幻莫测的房间里，这里有油漆过的窗户和层层的墙壁。

——罗伯特·路易斯·史蒂文森
（Robert Louis Stevenson）

## 细胞结构：人体就像一座巨大的水下工厂

许多人得知自己靠电来维持身体运转时，都感到很惊讶。人体的主要成分是水，还有脂肪、蛋白质及少量的盐等。人体的导电性能很好，但并非通过电线导电。神经和肌肉遍布全身，它们是电流流动的主要路径。事实上，不仅仅是神经元和肌细胞，每个细胞都是带电的。

细胞不仅组成了生命体，其所在的部位也十分活跃。要理解细胞的复杂性，我们可以将其想象成一座漂浮在海面上的巨大的水下工厂，其形状大致是球形。工厂的墙壁是一个巨大的肥皂泡，门和水泵在上面穿了孔。虽然一些"海水"和小的"海洋居民"可以通过肥皂泡壁进出，但所有重要的或体型较大的东西都必须通过水泵或门才能进入。肥皂泡的外层布满了天线和通信面板，用来收发信号。

工厂里面充满了水，但与外面的海水不同，这些水不是咸的。海水进入的同时，所有的盐都要尽可能快地被抽出来。巨大的机器将物料输送到工厂的不同地方，到处都有"信使"跑来跑去负责管理，巨大的传送带将工厂的产品运送到合适的地方。巨大的脚手架连接和支撑着所有的东西，并充当工厂的单轨铁路。

细胞这座工厂就像一个漂浮在大海中的巨大肥皂泡，它的内部又有一些小的肥皂泡。所有小肥皂泡都通过狭窄的肥皂走廊连接在一起。每个小肥皂泡都有专门的任务，以使整个大肥皂泡工厂保持正常运转。有一种小肥皂泡是发电站，提供能量，通常每个细胞都有许多；另一种是大一些的肥皂泡，通常在产品设计团队工作的中心位置，这一部门是整个大肥皂泡工厂得以运转的保障，它们指导任务，制订运营计划，并在需要的时候建立新工厂。

将这座工厂缩小到只有1毫米的几分之一，就是细胞（见图3-1）。肥皂泡的泡壁好比细胞膜（见图3-2），由一种脂肪物质构成，其性质与洗涤液类似，因此肥皂泡的类比相当准确。它能溶解在脂肪或水中。在水中，其脂溶性部分会被隐藏起来；在油或脂肪中，其水溶性部分则会被隐藏起来。就像肥皂泡表面的流动一样，细胞膜也很容易流动。肥皂泡很容易破裂，所以细胞膜被特殊的蛋白质强化，并不断进行补充。大多数细胞都有一个内部支架，即细胞骨架，以保持其形状或利于运动。尽管细胞膜对水和小分子具有很强的渗透性，但它们本身有很多泵和孔隙，可以很好地控制进出细胞的大部分物质。因此，细胞膜是半渗透性的。

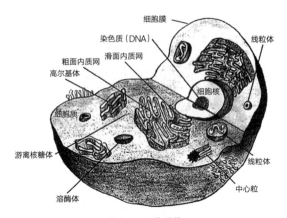

图 3-1 细胞结构

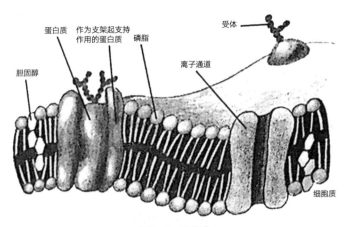

图 3-2 细胞膜

工厂外部的天线和通信面板好比细胞表面的受体,这是一种具有特殊形状的分子,每个分子都在等待一个特定的搭档分子附着。搭档分子可能被另一个细胞释放或者"漂浮"在细胞膜上。一旦搭档分子附着,受体就会被激活。就像用钥匙转动锁或者用手指按下按钮，接下来一连串的事件就会发生；就像打开一扇门，允许特定的东西进入细胞，或者打开要在细胞内转发的消息。消息会被转发到细胞内的第二个信使，它会激活或关闭细胞机器。

细胞内有很多小得多的结构，它们被称为线粒体。线粒体为自身和主细胞提供所需的能量（工厂的动力来源）。这种古老的伙伴关系可能始于数亿年前：当时，一个原始细胞试图吞噬和消化一个原始细菌，未能成功。但细胞存活了下来，细菌也存活了下来。细胞可以从细菌产生的能量中获益，细菌反过来则可以从细胞提供的营养中获益。如今，线粒体是所有动物细胞的组成部分，将糖和氧气有效地转化为能量，线粒体和细胞离开彼此都无法存活。

肥皂泡内部还有一些较大的中央气泡，被称为细胞核，类似于设计团队的办公室。细胞核中包含着生物体的 DNA 蓝图。相关的 DNA 片段被分解和读取后，会形成细胞的各个部分，并在细胞分裂时进行完整复制。

## 神经间的交流：将所有信号转化为电信号

在解释神经的本质之前，对"神经"下定义很重要。对一般大众来说，"神经""紧张""精神崩溃"可以用来描述焦虑或精神疾病患者的情绪状态。"神经"是身体的一部分，一旦受损会导致身体麻木或虚弱；对科学家来说，神经是指神经细胞或神经元（见图

3-3），是单一的细胞；对外科医生或病理学家来说，神经是由许多神经元组成的呈黄白色的线状神经束。我们在本书中会用"神经元"或"神经细胞"来指代单个细胞，而用"神经"来指代大得多的、由神经元构成的神经束。

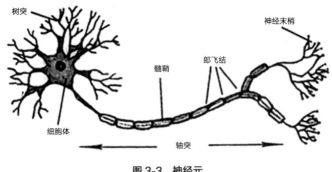

图 3-3　神经元

在自然界中，事物的结构与其功能密切相关。神经元是一个特别突出的例子：由于需要广泛的通信网络，原本球形的细胞通常被扭曲成海胆样的结构；脊骨则通常延伸成细长的细丝。当神经元生长时，它的丝状纤维（树突）会寻找其他神经元进行接触和交流。大多数神经元至少有一个极长的、大的管状延伸，被称为轴突。人类的神经元轴突可以超过一米长。神经元需要一个专门的运输系统，有自己的火车和隧道。除了所有细胞都有的常见的支架和支持系统，神经元还有自己更小的支架组件，即神经纤维。它们形成了分子发动机的轨道，用于运输"货物"。

神经元中膨胀、呈球形的部分是细胞体。神经元的细胞体聚集在一起，形成了脑和脊髓的灰质。从细胞体出发，轴突投射到目的地，但也是聚集在一起，形成一根神经。例如，连接小指肌肉的神经元在颈部脊髓的灰质中有其细胞体。它的轴突向下延伸到锁骨和肋骨之间、手臂下及肘部上，再通过前臂延伸到小指。一束轴突连接到小指的肌肉和皮肤，形成神经，如果我们敲击尺骨端就会产生刺痛。这些轴突大约有一米长。蓝鲸的轴突可能长达几十米。因此，一个神经元的形状可能非常扭曲，只有千分之几毫米宽，却可以有几米长。

最令人感到惊奇的是神经元的物理特性。神经元几乎可以把任何一种信号转换成电信号。最常见的转换是从化学信号到电信号，但是神经元也能将光、声音、温度、压力甚至地球磁场转换成电信号。信号从细胞体开始，沿着轴突向下传递到神经网络链上的下一个神经元，或者反过来，从轴突到神经元细胞体。一些感觉神经的神经元有两个轴突。在这些神经元中，信号从第一个轴突向上传播，进入细胞体，然后从第二个轴突向下传播，直到远端，再传递到其他细胞。

一些人可能会认为，神经元交流最简单的方式是像电路一样直接将电信号从一个传递到下一个，但实际上并非如此。当信号到达远端时，神经元将其转化为一种化学物质，扩散到它和相邻细胞之间的空隙中。由于是来自神经元的信息传递，所以这种化学物质被称为神经递质。释放神经递质的区域位于一个细胞的末端,也是下一个细胞的开端,被称为突触。当神经突触另一侧的神经元探测到化学信号时,它会被转换回电信号,整个过程又重新开始。这种电信号和化学信号的混合被称为电化学系统,且与神经元及其连接的物理排列相结合,这就是神经系统的工作原理。

神经本身不像电线那样导电,相反,它们维持着细胞膜内外盐浓度的差异。而要理解为什么会产生电,我们需要先理解盐是什么。

众所周知,有些原子在与其他原子结合时容易失去电子继而带正电(阳离子),有些则容易得到电子,继而带负电(阴离子)。

它们之间会形成所谓的化学键。盐就是通过这种阴阳离子的结合形成的。生物体中最常见的阳离子是钠离子($Na^+$)和钾离子($K^+$)。钠离子比钾离子更容易吸引电子。通常,细胞把钠离子泵出而把钾离子泵入,电荷在细胞膜上聚集起来,细胞内外之间的电位差约为70mV。

当从邻近的细胞接收到神经递质信号时,细胞膜对钠离子的通透性增加,导致钠离子内流,使得细胞内部带更多正电荷。由于细胞膜的性质,细胞内部的正电荷越多,细胞膜就越容易让钠离子内流。逐渐地,越来越多的钠离子渗入细胞内,细胞内部正电荷越来越多。当达到临界值时,专门的钠离子通道就会打开,大量的钠离子会涌入。细胞膜的这一区域呈强阳性并使邻近区域去极化（depolarization），直到它也打开通道并去极化。去极化波沿细胞膜扩散，使下一部分泄漏，使其去极化，再使下一部分泄漏等。通过这种方式，电流沿着细胞膜扩散，永不衰减。这就是动作电位。需要注意的是，这里描述了三个阶段：第一个阶段是正常的静息状态；第二个阶段是钠离子的初始内流；第三个阶段是突发的大量钠离子内流，这只有当动作电位达到临界值时才会发生。

采用动作电位的方式有两个直接的优点。第一，这种方式可以进行简单的添加。如果接收到一个小信号，它本身可能不足以使细胞膜去极化以触发动作电位，但许多小信号叠加起来就可能触发动作电位。第二，由于电信号不会衰减，它可以长距离传输而无须中继站来增强功率。

采用动作电位的方式面临的主要问题是，电信号的传导速度受神经元直径的影响较大。直径越大，信号越快，但速度仍然十分缓慢。这就是为什么当人被踩到脚趾时，需要 0.1 秒的时间才能感觉到痛。高等动物已经找到了解决这一问题的方法：较大神经元的轴突（见图 3-4）被包裹在绝缘体内，使轴突看起来像一串香肠。这种绝缘性提高了信号传播的速度——它沿着轴突进行"跳跃"，而不是像在连续的介质中传播那样。这就是所谓的跳跃传导，当其发生病变时，人体就会出现异常，比如患多发性硬化。

当信号到达轴突末端时，钠离子通道不再打开，同时钙离子通道打开,这会激活化学神经递质释放到突触中,以准备在下一个细胞中开始另一个动作电位。

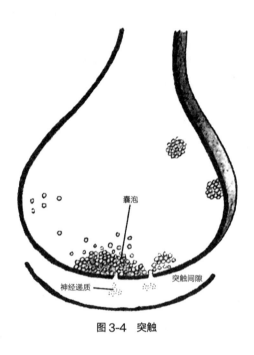

图3-4 突触

## 神经网络:自然形成的互联网

相互连接的几个神经元共同形成了一个神经网络。稍大一些的神经集合被称为神经节,我们通常把动物最大的神经节或神经节集合称为脑。自然界最简单的神经元集合之一是水螅(Hydra)的神经网络,这种动物是一种生活在海里的珊瑚状小珊瑚虫。

## 【肌细胞】

肌细胞传导电流的方式与神经相似，但两者在两个关键方面存在差异。第一个方面，肌细胞紧密相连。通常，心肌细胞非常紧密地连接在一起，以至于实际上合并在了一起（合胞体），这使得电去极化直接通过整个肌肉进行扩散。第二个方面，去极化导致钙离子渗透到肌细胞内一种特殊的膜内，这种膜含有可以收缩的蛋白质。钙离子会激活收缩过程，因此一个动作电位会导致一个肌细胞收缩，然后通过肌肉其他部位进行扩散。在心肌中，电脉冲是由一组起搏器细胞设定的，这些细胞以预设的速率输出钠离子，触发大约每秒一次的动作电位，继而再传导到心脏其他部位：心跳产生。

---

由于在一种非常小的海洋动物身上研究神经网络存在较大的困难，科学家们制作了具有相同特征的计算机程序。用计算机模拟简单的神经网络的实验表明，神经网络可以进行自主学习。有一种简单的神经网络被称为三层反向传播感知器。它有一个输入层，相当于动物的感觉器官。这些"神经元"连接到负责"学习"的下一层（隐藏层），而隐藏层与输出层相连。但与计算机不同的是，神经网络不能被程式化；相反，经过反复的训练和测试，神经网络自己能"学会"。而这一过程是通过提供输入（信息）和"告知"网络

是否产生正确输出来实现的。基于这一信息，通过将学习规则编程到感知器中，网络会自动调整隐藏层的连接强度。这个过程会一直重复，直到学习结束，然后再对网络进行测试，检验它学得如何。例如，我们可以教网络识别字母。首先向摄像头呈现一个字母，来自摄像头的数字信号会被反馈到神经网络的输入层。继而隐藏层会处理这一信号，然后产生一个输出信号。输出层可以连接一块简单的字母面板。如果所选字母正确，那么隐藏层中的连接就会加强；如果选错，则被弱化。

与学习一样，神经网络也需要一位"老师"来告知它对错。谨记，"老师"并不会为网络编制程序，而只是提供关于输出是否正确的信息。渐渐地，网络学会了一个特定的输入对应一个特定的期望输出。在这个意义上，输入开始具有意义。看到字母 A 意味着需要选择字母 A，这样的系统非常适合识别模式。即使是部分匹配也会产生正确输出，就像我们可以识别人脸一样，即使只看到脸的一部分也能识别出是谁。

值得注意的是，如果神经网络的一部分被破坏，其他部分将接管受损区域的功能。这就像脑的部分区域受损后，其他区域会接管受损区域的功能，以便更快恢复。同样还要认识到，在上面的例子中，虽然这个学习过程是在计算机中进行的，但它与躯体内神经网络排列的神经集合中发生的过程相同。如果海洋水螅虫可以连接字母输入和输出设备（且有"老师"可用），理论上它们也可以用同样的方式学习。

一组相互连接的神经可以有效地进行学习或模式识别,但从单个神经运作的知识来看并不明显。这种复杂行为来自简单实体间相互关系的系统,具有涌现特性。在有关意识的一章,我们将看到,当这一过程发挥到极限时会发生什么。

## 脑与计算机究竟有什么区别

> 由于还不能很好地理解脑,我们总在试图用最新的技术作为模型来理解它。童年时代,我们一直确信脑是一个电话总机。看到伟大的英国神经科学家谢灵顿认为脑像电报系统一样运作,我觉得很好笑。弗洛伊德经常把脑比作液压系统和电磁系统。莱布尼茨把它比作磨坊,还有人告诉我,一些古希腊人认为脑像弹弓。现如今,人们则把脑比作计算机。
>
> ——约翰·塞尔(John R. Searle)

人脑有多达 6 层的细胞层,每一细胞层都有数千种不同的输入,并将其输出发送给大量其他以复杂三维模式连接的神经元。不同的网络本身以复杂的模式相互连接,其输出受脑部化学变化的影响。这种神经网络组织奇妙,比我们想象的要复杂得多。

如果神经集合能够对特定的输入产生特定的输出,这是否意味着脑只不过就是一台计算机呢?这个问题的答案取决于我们对"计算机"的定义。大多数人用这个词描述一种机器,它可以得到一列指令(一个程序),从而获得一种新的能力,如在屏幕上显示图片或表现得像一台计算器。这同神经网络很不一样。对计算机来说,它不需要训练,只需要一个程序。同样的输入进行 100 万次,计算机通常会产生 100 万次同样的输出。而给神经网络 100 万次同样的输入,你可能永远得不到完全相同的输出。

计算机并不擅长识别模式,必须使用统计技术进行模拟;而神经网络在识别方面非常出色,但它们不能被程序编制,只能通过训练来改变,即使是简单的神经网络也不行,像人脑这样高度复杂的网络就更不行了。不过,将脑视为由相互连接的"迷你计算机"组成可能会有所帮助,我们在后面的章节中将会看到。

最大的不同可能是哲学意义上的。计算机不需要与其环境交互就可以"知道"要做什么,它只遵循一列指令。从这个意义上说,它的行动没有意义,也无须理解。另一方面,神经网络必须与其周围环境相互作用来学习,这表明,对所看到的做出特定的反应,对大脑而言是有意义的。

我们已知单个神经元是如何运作的,且一个小的神经网络具有涌现特性来进行学习。在比水螅虫稍高级一点的生物体内,神经元聚集在一起被称为神经节。通常,最大的神经节位于有机体的头部。我们可以认为它是脑的最小单位,是脑中的重要神经节。虽然每个人都不一样，但我们的脑似乎区别不大，尽管每个人的脑包含数十亿的神经，且每个神经都有成千上万的连接。那么，这一切是如何从单细胞产生的呢？

## 【机器人】

1999 年，在比尔·迪托（Bill Ditto）的带领下，埃默里大学和佐治亚大学的一组研究人员将微电极与生长在皮氏培养皿①中的水蛭神经元连接起来。他们发现，这个神经网络经过训练可以进行简单的计算。他们称之为 leechulator。2003 年，史蒂夫·波特（Steve Potter）带领美国研究人员通过互联网将一系列神经元连接到澳大利亚研究人员实验室的机器人手臂上。这个被称为 MEART（多电极阵列艺术）的项目，目的在于探索创作过程。"脑"和"身体"被设计来进行艺术性绘画创作。这些神经元接收到的视频图像中有一名参观画廊的游客和另一个页面，这样它们就能"看到"自己所画的东西。虽然图像远不准确，但随着时间的推移，它们越来越有条理，不再那么混乱了。

最近，杜克大学的米格尔·尼科莱利斯（Miguel Nico-

---

① 最初由德国细菌学家朱利斯·理查德·佩特里（Julius Richard . Pefri）设计并倡导使用，也称佩特里皿。

lelis)① 实验室开发了一种设备，可以让脊髓受损的人控制计算机光标。该装置被植入运动皮质，电极与脑中的第三层神经元相连。信息由颅骨上的磁性阅读器收集，所以皮肤的任何部分都不会被破坏。最初在一名脊髓受损的男子身上进行的实验很成功，但这项工作一直存在争议，因为最初的研究是在灵长类动物身上进行的。2004 年，麻省理工学院和纽约州的其他研究人员利用从含有电极的特殊帽子中拾取的脑波模式开发了系统，通过这些系统，佩戴者能够完全通过思想来操控计算机游戏或移动计算机光标。

这样的系统可能会导致人类神经系统与电子系统的最终整合，这将使人类未来成为真正的控制论有机体。

---

# THE BRAIN
章末总结

1　人体是靠电来维持身体运转的。人体的主要成分是水，还有脂肪、蛋白质及少量的盐等，神经和肌肉遍布全身，是电流流动的主要路径。

---

① 尼科莱利斯是世界顶级科研机构巴西埃德蒙与莉莉·萨夫拉国际纳塔尔神经科学研究所联合创始人，美国杜克大学神经工程研究中心创始人，现任杜克大学医学院神经生物学教授。他在《脑机穿越》中讲述了"人机融合"的未来，该书已由湛庐文化引进，由浙江人民出版社于 2015 年 3 月出版。——编者注

2 神经元或神经细胞指的是单个的细胞，神经指的是由神经元构成的神经束。

3 神经元几乎可以把所有信号都转换成电信号。最常见的转换是从化学信号到电信号，但是神经元也能将光、声音、温度、压力甚至地球磁场转变成电信号。

4 如果神经网络的一部分被破坏了，其他部分将接管受损区域的功能。

第二部分

# 从一个细胞发展成脑

# 04

## 脑的发育：
## 神经系统的生长

神经系统是怎样发展的？
为什么会出现无脑儿？
神经系统从什么时候开始发挥作用？
脑的神经通路会被我们的经验改变吗？
为什么说神经系统的发展反映了人类进化的历程？

> 一只母鸡不过是一只鸡蛋生产另一只鸡蛋的机体而已。
>
> ——塞缪尔·巴特勒（Samuel Butler）

## 从卵发育成胚胎

神经系统的发育反映了人类过去的进化。要理解这一点，我们需要把事物想象成从一种形式转变为另一种形式，就像罗伯特·帕特里克（Robert Patrick）在电影《终结者2》中扮演的邪恶的T-1000终结者一样。如果我们应用某种虚拟延时摄影技术，便可描述出一个人从受精卵到新生儿的发育过程，就像花朵加速盛开或云彩在天空中"飞奔"。

人的生命一旦存在，受精卵含有的高度浓缩的遗传信息就会以不可思议的方式扩展，从单个细胞逐渐发展成整个生命。这是真正的生命奇迹。最初的事件源于首次细胞分裂，从一个细胞分裂成两个细胞，大约发生在怀孕30小时后。细胞分裂以各种形式在生命中继续，但首先是细胞在每次分裂时进行简单复制，大约持续3天，直到有一个实心细胞球体产生。接下来的几天，球体中会出现一些腔室，这些腔室逐渐合并成两个大腔室。在此过程中，发育中的胚胎一直沿着输卵管向子宫移动。一旦进入子宫，球体就会钻进子宫壁，开始"成人"的任务。

早期胚胎（见图4-1）类似于两个粘在一起的空心半球。两个相邻的扁平表面最终会发育成人体，进入子宫壁的半球会发育成胎盘，另一个会发育成包裹和保护发育中的胎儿的膜。

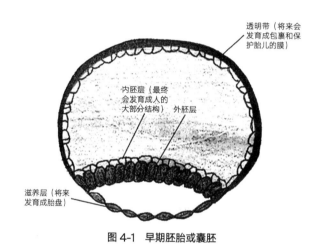

图4-1 早期胚胎或囊胚

## 原条：形成头和尾

在此阶段，胚胎发育成一个双层圆盘，位于球体的中心。不过从现在起，我们只考虑圆盘，不管球体，因为正是这个圆盘让我们发育成了人。

此时，胚胎有一个明显的顶部和底部表面，顶部是最接近膜半球的层，底部是最接近胎盘的层。到第 15 天左右，顶层会出现一些新细胞，并逐渐形成一条细胞索，即原条。它最初在圆盘（原结）一侧边缘开始变暗，然后从中心到另一侧边缘扩散成一条直线。随着扩散，它逐渐形成一个凹槽，并在远端一个小凹陷（原窝）中完成，这里将形成顶端，另一端则形成尾端。原条是中线，界定左右两侧。接下来的第二天，原条两侧的一组细胞沿着凹槽向下移动，完全取代圆盘的底层。最下面的这层细胞，即内胚层，形成肠壁和内脏的主要器官（肝脏和胰腺）。另一组细胞向下移动，将自己置于圆盘的两层之间，形成第三层，即中胚层，将来发育成肌肉、骨骼、肾脏、膀胱、生殖系统，以及一些内部器官覆盖物和皮肤深层。最上面的一层，即外胚层，则发育成皮肤的其他部分和神经系统。到第 16 天，胚胎看起来像一个三层圆盘，上面有一沟槽，其中，沟槽的一端比另一端稍微深一些。

## 脊索：定义神经系统的时刻

在第 16 天左右，在原条的头端，原窝周围的细胞群会迁移到中间层。这些细胞进一步行进并与底层的内胚层结合。因此，在这一阶段，从头端的胚胎顶面到底面出现了一个中空的管道。这个管道的最底端最终发育成口部，其余部分则会稳固在一起并向下移动，直到占据中间层，并在延中线的胚胎下形成一个实心条索，即脊索。脊索是脊椎的前身，在所有脊椎动物及许多更原始的动物中都能找到。在成年哺乳动物中,脊索的残余存在于脊椎之间的椎间盘中。脊索的存在将人类这样具有神经系统(见图 4-2)的动物与没有神经系统的动物(如水母或昆虫)区别开来。

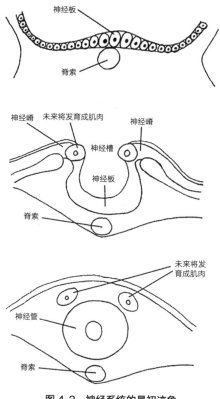

图 4-2 神经系统的最初迹象

脊索发育并促使上面的外胚层发育成神经组织,然后再下沉成为一个神经组织,即未来的脊髓和脑。

与此同时,从原条周围外部区域向下迁移的中胚层细胞开始向侧面移动,并开始形成圆形结构,将来发育成主要的肌肉群。这些结构很有规则，且是分段形成的（和蚯蚓分段一样）。这些分段可以进行编号。例如，前 7 段将发育成头部的组成部分。在此阶段，胚胎看起来就像一块三明治，里面填了一根香肠，两边各有一块肉。三明治的最上面一层相当于外胚层，最下面一层相当于内胚层，肉块相当于中胚层，而香肠则相当于脊索。

## 神经管：迈向思想的第一步

大约在第 18 天，通过释放化学信号，脊索诱导外胚层中的细胞生长成前体神经元，促进神经系统的形成。它还发出信号让细胞开始进行自我复制。就这样，这些细胞以每分钟 25 万个神经元的速度，逐渐发展出 1 000 亿个神经元。此过程的第一步是形成神经板。作为对一种叫作 SHH（Sanic Hedgehog）的脊索蛋白的反应，这个外胚层区域逐渐下沉形成一个沟（神经沟），同时两侧区域上升形成一个脊（神经脊）。离脊索最近的细胞，即接受最大量的 SHH，将成为运动神经元。与此同时，在顶部表面，波峰靠得更近，而沟槽进一步下沉，形成一个管状结构，将神经嵴细胞"拉"上去。上拉从第四节开始，然后向下和向上扩展，直到只剩两个开口：胚胎两端各一个。在第 24 天左右，顶端开始闭合，在未来的前脑水平上完成；尾端开口则在第 26 天左右开始闭合，并在第二骶骨椎板（腰部下方）水平上完成。

到第 28 天左右，神经管完全闭合。中空的中心将发育成脊髓管和脑室。当神经嵴封闭时，一些多余的细胞会被挤压到两侧。这些细胞之后形成外周神经系统和自主神经系统，以及一些释放激素的腺体（如甲状腺、肾上腺和黑色素细胞）。

### 【脊柱裂】

神经管无法闭合会导致神经管畸形，其中最为人所知的是脊柱裂——神经管末端无法融合。鲜为人知的一种情况是无脑儿（源自拉丁语 anbrain，意为"没有头"），其神经管上端无法闭合。如果母亲在怀孕前和怀孕期间缺乏叶酸，胎儿出现神经管缺陷的可能性更大，因此，建议孕妇在这两个阶段服用叶酸补充剂。

## 神经管的分割：塑造脑的形状

第 30 ~ 60 天，脑开始发育成大家熟知的形状（见图 4-3）。神经管首先在顶端产生三个隆起，之后分别发育成前脑、中脑和后脑。前脑一部分将发育成脑半球的端脑，包括脑皮质和深层的基底神经节等脑结构及间脑，间脑将发育成丘脑，并促进眼球形成。中脑则未进行分裂。后脑分裂产生脑桥（位于后脑）、小脑和延髓（脑髓）。延髓是脑干最下面的部分，在某种程度上是脊髓进入头颅的延续。随着发育，这些隆起变为成对且对称的结构，位于中线两侧。

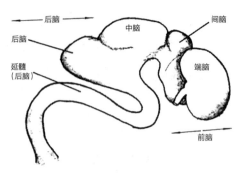

图 4-3　胚胎时期的脑

由于快速的生长，发育中的脑出现了3种皱褶。第一种是颈褶，使脑在脊髓和延髓之间向前弯曲。第二种是中脑皱褶，使脑在前脑和中脑之间向前弯曲。而在两者之间是第三种，即脑桥皱褶，促使脑向后弯曲，使得中脑被迫向上，再通过挤压神经管的中心部分，导致宽阔的腔室形成，即第四脑室。顶部伸展的细胞层则形成一层薄膜。脑桥皱褶将后脑分割成后脑和延髓。这个阶段的脑有点像由神经管中的隆起形成的锯齿，呈"M"形。

## 脑的成熟化

至此，脑已经开始走向成熟（见图4-4）。而在发育成熟之前，脑所面临的任务是扩大脑容量和增加神经连接数量。为了完成这一点，脑将遵循一组遗传指令，这些指令会根据经验进行修改。与此同时，由于脑能够拥有的各种经验是由神经连接决定的，因此存在着一个因果循环——脑的神经通路会改变经验，而反过来，经验也会改变脑的神经通路。

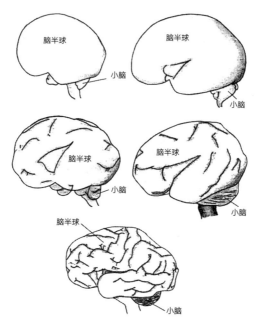

**图 4-4　怀孕 4～9 个月脑的成熟化**
随着婴儿的成长发育，脑半球逐渐扩大并溢出，覆盖了脑的其他部分。小脑也在扩大，在脑后突出来。颞叶越来越明显，成人脑具有的裂、脑沟和脑回也发育起来。

例如，天生斜视的人眼球会朝向不同方向。因此，每个眼球的中心视觉不可能固定在同一物体上。为了防止复视，发育中的脑会抑制其中一幅图像的产生。最终，由于被抑制，眼球会功能性失明，因为用来解释信号的脑回路不存在了。即使进行了手术，脑也无法"读取"来自眼球的信号。遗传程序设定的脑的神经通路已经被生命中的事件更改了（虽然脑的神经通路已经以遗传设定的程序开始发育）。现如今，为了纠正这一问题，人们会交替遮住孩子的眼球，直到他们长大，再对其进行矫正手术。这能迫使脑接受来自双眼的图像，并迫使其神经通路正常发育。但即便如此，由于实现三维视觉的神经通路需要同时来自双眼的输入信息，所以这些孩子的深度感知永远不会像双眼正常的人一样。这涉及一个问题：感觉输入的缺乏可导致脑神经通路的变化，那如果有多余的信息会怎样？

例如，如果孩子正在发育中的脑直接与红外线摄像机相连，脑回路是否能够适应并将摄像机当作另一个感知器官来解释图像？

这个问题很关键，因为脑似乎有专门的区域来处理特定信息。如天生多指的人可以正常使用多余的手指，这意味着脑中负责手指的部分并不"知道"会有多少手指。视觉区域也无法"知道"信息是否是彩色的，或者是否来自双眼。不同脑区的发育可能由松散的程序控制，然后它们通过神经彼此相连、同运动器官相连以及通过各种感觉与外部世界相连来进行改变。这种被塑造的能力被称为可塑性，在成人脑中仍然存在，不过程度较小。之所以如此，可能是因为相比于在已完成神经连接的脑中，可塑性所需的神经之间的重新连接在发育中的脑中更容易形成。

我们在之后关于推理和行为发展的一章中会看到，与"脑是完全灵活的系统"这一理论相比，"脑拥有以特定方式做出反应的专门脑区"的理论对研究各种能力更为重要。不过，在学习这部分内容之前，我们需要对脑的构成和每个组成部分的功能有个整体的了解。

## 【先天与后天】

神经系统是逐渐形成的，所以我们很难找到一个标志其开始发挥作用的明确的时间点，也就是没有一个时间点可以将无思考状态与思考状态区分开，或者将非活跃状态的脑与活动状态的脑区分开。心脏同样是逐渐形成的，但确实是在妊娠第 22 天左右以协调的方式自发地开始跳动，因此我们可以说，它在某一时刻开始了第一次心跳。

那么，脑是否有类似的过程呢？神经元确实可以"跳动"——如果没有接收到外部信号，它们就会产生一种引起有节奏的活动波的协调信号。闭上眼睛后，脑后部（枕叶）的神经元会以每秒 8～11 次的速度放电。这就是 α 节律。睁开眼睛会破坏这一节律，大概是因为细胞正在处理视觉信息。

有趣的是，α 节律在一个人做梦时也会遭到破坏，这表明枕叶皮质的这一信号是真实的，这与我们的个人经历相符。脑深部的自然节律则较慢，即 δ 节律。从进化的角度看，这些深层的脑结构更原始、更古老。因此，神经元和心跳以同等的节奏放电。这种节奏必须从发育的某个阶段开始，但由于测量需要将电极连接到颅骨，所以目前我们不知道它何时或如何开始的。而这是否标志着功能性的神经系统的开始,目前也未有明确答案,不过看起来很有可能。

---

# THE BRAIN
## 章末总结

1. 大约在怀孕 30 小时后,出现首次细胞分裂,从一个细胞分裂成两个细胞。
2. 第 15 天左右,原条出现,它将会发展成头端和尾端。
3. 第 16 天左右,脊索出现。脊索是脊椎的前身,正是脊索的存在,将人类这样具有神经系统的动物与没有神经系统的动物区分开来。
4. 第 28 天左右,神经管完全闭合,中空的中心将会成为脊髓管和脑室。
5. 第 30 ~ 60 天,脑开始发育成大家所熟悉的形状。

# 05

# 脑的解剖结构：
# 理解这个宏伟的设计

我们真的只利用了脑的 10% 吗？

脑的哪一区域决定了人的智力？

脑损伤达到多大的程度会让人死去？

为什么有些人在脑受到损伤后会性情大变？

为什么有些截肢者仍然能感觉到那部分肢体的疼痛？

> 大脑是个奇妙的器官。
>
> ——罗伯特·弗罗斯特（Robert Frost）

> 如果检查头部有裂口的人，摸到骨头，打碎颅骨，然后打开头颅，你会感觉（触诊）到他的伤口。你会发现伤口像坩埚里熔化的铜上的纹路，你会感觉到手指下仿佛有东西在跳动，就像触摸一个颅骨还未完全闭合的孩子头顶的软弱部位一样。
>
> ——《埃伯斯纸莎草书》（Ebers Papyrus）

成年人的脑平均重约 1.35 千克。为了理解脑各个区域的功能，我们需要将其分成几个部分，这样理解起来更简单。我们不妨从最大的部分开始：大脑。大脑由两个高度折叠的半球组成，看起来有点像核桃。大脑表面的褶皱被称为脑回，它们之间的凹陷被称为脑沟。两个半球通过中心的一束神经纤维（胼胝体）连接在一起，以便进行信息交流。

如果通过横切面观察脑半球，会发现中心部分看起来比较亮，这部分被称为"白质"。由于髓磷脂的存在，它看起来呈白色。髓磷脂是一种绝缘体，可以让神经更快地传递信号。（在多发性硬化等疾病中，髓鞘受损，整个脑中会出现多个硬化斑块或"瘢痕"。）像橙子外皮一样覆盖白质的部分，是较暗的"灰质"，或称"皮质"。

由于大脑的两个半球是对称的，因而我们只讨论其中的一侧。大脑皮质（见图5-1）可分为4个区域：额叶、顶叶、枕叶和颞叶。颞叶与大脑的其他部分被一个叫作外侧裂的沟分隔开来。

在脑的更深处，朝向基底部的是基底神经节，这一区域与运动调节有关。运动协调是由位于脑后部的小脑控制的。脑干是源自脑基部的一根"茎"，为四肢和内脏器官的多种神经纤维通路提供出入口。它由3个部分组成：中脑、脑桥和延髓。其中，延髓连接着脑干和脊髓。

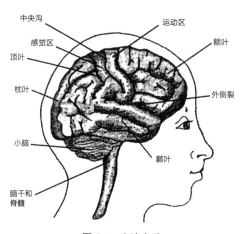

图 5-1 大脑皮质

## 大脑皮质：当之无愧的智力中心

"皮质"一词来源于拉丁语 rind，意思是"外皮"。在早期的教学中，大脑的这部分一直被忽视。早期关于大脑功能的观点有点离谱，几个世纪以来，几乎所有的研究人员都忽视了大脑皮质。我们不得不替埃拉西斯特拉图斯说句公道话，他曾指出，人类的脑比其他动物的脑有更多褶皱。然而，盖仑认为这没有任何意义，也认为大脑皮质并不重要。这种观点一直持续到18世纪。

英国内科医生和解剖学家托马斯·威利斯（Thomas Willis）是一个明显的例外。威利斯创立了英国皇家学会，并被认为是第一位撰写脑专著的作家。他是第一个描述脑部血液循环的人，也是第一个将记忆和自主运动功能归功于大脑皮质的人。然而，当时的主流观点却认为，大脑皮质只是一种保护性的覆盖物，而直接伤害或刺激大脑皮质不会引起疼痛这一事实被用来作为反对大脑皮质有重要功能的论据。

现在的观点大不相同，认为大脑皮质是个人特质的决定性部分；从进化的角度来看，它是大脑最发达的部分。"用好你的灰质"这一说法反映了大脑皮质作为智力中心的角色。和身体所有器官一样，脑内部也有显著的功能储备，因此脑具有可塑性，大脑受损的部分可以被其他区域替代。

## 运动皮质和感觉皮质

额叶和顶叶被一个大的裂隙（中央沟）隔开，两侧分别是运动皮质和感觉皮质（见图 5-2）。运动皮质位于额叶，感觉皮质位于顶叶。（实际上，在大脑后部处理感觉信息输入和前部处理运动信息输出之间的区分，在每个系统中都会重复出现。）从广义上讲，传入的感觉信息（如温度、疼痛和触觉等）终止于感觉皮质，传出的与运动产生有关的神经冲动则产生于运动皮质。

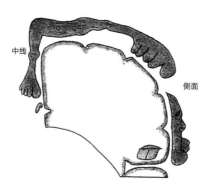

图 5-2　左侧运动皮质和感觉皮质截面图

---

### 【用好你的大脑】

在没有任何科学依据的情况下，曾有这样一个流行的观念：我们只用了大脑的 10%。考虑到身体其他器官至少有 50% 的功能是"备用的"（例如，切除一侧的肺或肾脏通常不会产生明显的影响），因此，认为大脑理应一样并不是没有道理的。当然，对于一些脑部疾病，在患者察觉到功能失调之前，许多神经已经退化了。此外，有一些先天性疾病，脑的大部分腔室被扩大的脑室占据，只留下薄薄的大脑外围，但这并不一定是学习或行为发展中一些明显问题的原因，当然，通过正式测试可发现能检测到的问题。

由于大脑消耗了我们所吸收能量的20%，因此大脑为了尽可能高效，面临着巨大的进化压力。这意味着除了允许我们不断学习与记忆，大脑不太可能存在太多冗余的空间。一些证据表明，我们"要么用好它，要么失去它"。那些经常用脑的人，比如经常玩填字游戏的人，不太可能患阿尔茨海默病等退行性疾病。因此，如果我们只使用了大脑的10%，那么它可能会小得多。

---

正如19世纪的研究者所发现的那样，运动皮质和感觉皮质都有一个显著的特点：信息以一种特定的地形图的方式排列。例如，最上面是表征腿部信息的区域，再往下是表征手臂和脸部信息的区域。身体的每个部分在大脑皮质都有自己的特定表征区域，但分配给每个部分的神经元的比例并不相等。思考一下指尖的灵敏度和灵巧度就很清楚了。如果根据赋予其功能的运动皮质和感觉皮质的数量来衡量身体每个部分的大小，然后画一幅人体图，画出来的将会是一个看起来很奇怪且手部和嘴唇巨大的"小矮人"（见图5-3）。

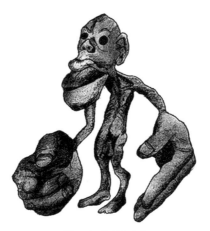

**图 5-3 "小矮人"**
根据用于表征身体感觉信息的大脑皮质的相对大小绘制的人体图。

---

## 【幻肢】

有些截肢的人感觉被截的身体部分仍然存在。患者经常感到幻肢非常痛,或者认为其保持着一种扭曲的姿势。即使患者能感觉到,也不能移动幻肢。患者感觉四肢像被紧紧地扭曲或拉伸着,相当痛苦。

---

## 额叶与抑制作用

一些科学家正在摒弃这种过于简单的观点:不同的功能被准确地分配到不同的脑叶。不过,大脑不同区域的功能可以分为几个大类。正如菲尼亚斯·盖奇（Phineas Gage）的事故所示，大脑的额叶与人格有关。1848年9月13日，盖奇在美国佛蒙特州卡文迪什附近的铁路工地工作时，由于火药的意外爆炸，导致一个约110厘米长、直径3.2厘米、6千克重的金属捣固杆通过他的左侧脸颊骨直穿颅骨顶部，之后在20多米以外落下。不幸的是，它破坏了盖奇左侧的大部分额叶。

《波士顿邮报》的一篇文章写道："在这桩令人悲伤的事故中，最让人感到奇怪的是，他今天下午两点还活着，也能完全意识到自己的想法，而且并未感觉到痛苦。"据说，盖奇甚至都没有失去意识，几周后就回到了家里，宛如没有受伤一样。然而，他的性格发生了巨大变化。事故发生前，盖奇为人"可靠、勤奋、受人喜爱"；但当康复后，他却变得"常常坐立不安、大声喧哗、亵渎神灵、极易冲动"。他的医生这样描述他："他对自己的同伴不怎么尊重；当某事与他的需求相抵触时，他不听阻止或建议；有时非常固执，但也反复无常和优柔寡断，他为未来的手术制订了许多计划，可这些计划没安排多久就被放弃了。"他的朋友形容他"已不是以前的盖奇了"，他的前雇主也拒绝让他复职。

盖奇的故事现在已经成为神经科学领域的传奇，卡文迪什还为此立有一块纪念碑。除了作为首个已知的"自主"脑手术的案例，盖奇的经历还说明了额叶在决定性格、正常社会行为和行为抑制方面的重要作用。因此，额叶疾病的表现往往是抑制功能丧失及出现不当行为。

很快，神经病理学家就学会了如何识别有这种问题的人。他们的变化可能相当细微，比如可能只是笑得太多或爱开玩笑，或者只是行为粗鲁或不耐烦。这些变化是由额叶活动不足造成损伤而导致的，但如果额叶过度活跃，也会出现类似的情况。例如，额叶癫痫患者在癫痫发作时可能表现出古怪、不受抑制的行为，如不当的大笑或哭泣等。

## 【癫痫】

神经群通常表现出两种行为模式：同步活动的节律波（通常处于静息状态）和看起来混乱的非同步活动（处于活跃状态）。还有一种状态也可能出现，即同步的节律活动变得不受控制，包括通常不会同步的神经群。在这种状态下，同步活动的节律波的振幅比正常情况下大得多。这就是癫痫的电生理基础。如果这种电干扰影响到脑干，人就会失去意识。如果电干扰影响到脑中处理运动信息的部分，当运动皮质放电时，胳膊或腿就会随着电波抽搐。大多数人认为，无意识的抽搐就是癫痫，但这种电干扰有时只局限于脑的一部分，此时意识并不一定会消失。在这种情况下，受影响的脑区不同，人将会有不同的体验。这些经验的报告可以与脑扫描相比较，用来确定脑的哪一部分发生了癫痫。

## 颞叶与记忆功能

关于颞叶正常功能的大部分知识都来自对癫痫患者的研究。患有癫痫的人可能会经历一种先兆，可以预示癫痫即将发作。癫痫发作大部分都是颞叶癫痫，并且有多种形式。例如，一些人突然有似曾相识的感觉（尽管这也可能是一种正常现象），或有相反的完全不熟悉的感觉。有些人会突然体会到强烈的恐惧，或者感受到令人不快的气味或味道。

因为脑本身没有疼痛感受器，所以可以在局部麻醉下对醒着的患者进行脑部手术。美国神经外科医生怀尔德·彭菲尔德（Wilder Penfield）曾使用电极刺激颞叶癫痫患者颞叶的不同部分，促使患者"听"简单的音调甚至音乐形式的声音，或者改变播放的声音的音调给他们听。一个正在接受这一脑部区域刺激的小女孩说，她意识到有东西朝自己走来。当她躺在桌子上，把一根杠铃举过头顶时，她感觉到杠铃在移动，而实际上她正紧紧抓着它；在刺激另一个点时，她说有声音"喊"她去做一些错误的事情，并有一种末日即将来临的感觉。

另一些人回忆起以往的事一段一段向前推进，就像一部电影短片，而且可以通过改变刺激来停止或重播这部短片。人从未脱离现实，并且能意识到这些记忆与当下相交织。这是电刺激的结果，而不是自发的回忆。

这些实验表明，脑中负责处理来自耳朵的信息的区域——听觉皮质，位于颞叶。就像在运动皮质和感觉皮质中一样，它同样被认为是以地形图的方式进行组织，并通过早期发育过程中接触的各种声音进行塑造的。颞叶对记忆功能似乎也特别重要，最里面的表层是一个特定的结构——海马，负责处理和包装储存在其他区域的记忆。海马高度专门化的神经元既能改变对刺激的反应，也能改变与其他神经的联系。海马受损的人会出现记忆障碍，即顺行性遗忘，这些人不能形成新的记忆，但能回忆遥远的过去，也可以重复学习新的技能。这表明，海马是专门将"情境"编码到特定记忆中的结构。一旦海马出现极度神经退化，就会产生不幸的后果。阿尔茨海默病患者，尤其是颞叶海马受影响的患者，会变得越来越健忘，经常迷路，最终认不出自己的家人。

**枕叶与视觉信息**

枕叶是处理来自眼睛的大量信息的主要区域。人类极度依赖视觉，大部分的脑"能量"都倾注到了这种感觉上。

**顶叶与感觉信息**

顶叶的主要功能之一是理解来自触觉、听觉、嗅觉和味觉等大量信息，以确保与运动输出相协调。顶叶受损会导致产生一系列有目的性动作的能力完全或部分丧失，如挥手告别、梳理头发或操纵物体的能力。

顶叶钝化功能的阐释在很大程度上要归功于神经心理学。顶叶仍然很神秘且不为人所了解，我们对其功能的有限理解来自对相关脑区患有疾病的患者的研究。当代最著名的"名人"神经科学家之———美国神经病学家奥利弗·萨克斯（Oliver Sacks），在《错把妻子当帽子》（*The Man Who Mistook His Wife for a Hat*）一书中提到了许多让人感到惊奇的故事。书中提到的这个犯错的男子已经失去了正确辨别事物的能力，不能准确区分客观事物和妻子。还有些故事描述了四肢"异形"的人，他们无法控制自己。虽然并非所有病例都是由顶叶损伤引起的，但有一点很明确，顶叶是感觉信息处理的中心。

## 脑的偏侧化与裂脑人

影响人体控制功能的脑神经网络中不寻常的一面是，进出主要脑叶的神经纤维穿过了延髓或脊髓中线，因此，左侧大脑皮质控制右侧的面部和躯体，而右侧大脑皮质控制左侧的面部和躯体。这就是为什么左脑供血血管栓塞的人，右侧面部和躯体会出现虚弱和麻木的症状。

左脑与右脑不对等也许并不奇怪，这便是偏侧化。尽管如此，虽然有些人在受伤或手术中失去了一半的脑，但他们在诸多方面仍能正常运行，但前提是损伤发生在生命早期，这样脑的其余部分就能接管受损部分的功能。神经病理学家指出了脑的"支配"和"非支配"的两方面，其中"支配"方面主要来自语言功能的区域。几乎所有右利手的人，都是左脑（控制右侧身体）主导语言功能。令人感到惊讶的是，大多数左利手的人也是由左脑主导语言功能，只有大约20%的人由右脑主导。这一结论在卒中等疾病的治疗中很重要。左脑卒中比右脑卒中更容易影响语言功能。因此，卒中后语言能力的丧失或受损通常与右侧身体虚弱有关。如果左侧身体虚弱（右脑损伤）并伴有语言障碍，那么几乎可以肯定患者是左利手。

当考虑手术切除部分脑时，例如患者患有肿瘤或耐药性癫痫，便不难看出确保语言区域不受损伤的重要性。如果婴儿或儿童遭受损伤或接受了涉及这些脑区的手术，那他们的脑似乎有能力"重新连接"自己，并将这些语言神经中枢"移动"到未受损的区域，甚至移到另一侧，以便使相应功能恢复并接近正常发育的水平。这种可塑性的最佳时间似乎在生命的前两年。随着年龄的增长，这种功能会逐渐衰弱。理解大脑可塑性是如何运作的，以及如何利用其特性来治疗卒中、脑损伤或退行性疾病，是现代神经科学的一个梦想。

虽然脑的左半球在语言方面通常占主导地位，但非主导的脑半球可能会参与到语言的情感语调、意义鉴赏以及语言反应的构建中。对记忆来说，左颞部损伤往往会导致言语材料的记忆受损，右侧损伤则会损害非言语材料的记忆，如音乐或绘画。有趣的是，成人的这一脑区保持着一定程度的可塑性，远超其他区域，因此在某种程度上，颞叶功能受损，常常由另一侧来承担。

事实上，不仅语言和记忆具有偏侧化现象，顶叶负责许多更抽象的功能（如空间信息加工和面部识别）的区域，也会出现脑一侧主导、另一侧非主导的情况。

我们用另一个例子来证明脑半球的偏侧化现象。两个脑半球之间的连接——胼胝体受损，可能会出现一些诡异而神奇的现象。在重度癫痫的病例中，有时胼胝体有意分裂，以防止神经异常放电扩散。然而，这也会出现问题。例如，如果视觉关联皮质（位于枕叶）的两部分不能相互交流，那么人在阅读过程中，一半视野中的文字是有意义的，另一半视野中的可能没有意义。再比如，闭着眼睛的人可能会识别出放在手中的物体（如钥匙或硬币），但如果与脑另一侧的连接不起作用，那么他们可能就无法识别出来。

事实上，胼胝体的缺失或异常发育可能是先天的。婴儿似乎对这种异常现象有更强的适应能力，尽管可能有学习困难，但他们也可以完全正常地发育。

19世纪，法国著名神经病理学家约瑟夫·朱尔·德热里纳（Joseph Jules Dejerine）曾接触过一个著名的病例。有一天，一位受过良好教育的银行家醒来后发现，他已经失去了阅读文字的能力，而他的视觉似乎很正常。德热里纳发现，这位患者虽然不能读出最简单的单词，却可以拼写最复杂的单词。他写得很流利，但无法读出刚写的东西。奇怪的是，如果他能跟着手指来追踪这些字母，一切都会变得清晰起来。虽然不能再读乐谱，但他可以通过听妻子唱歌来学习新乐曲。另外，他阅读数字的能力没有受到影响。检查报告显示，他的胼胝体有损伤，正好"切断"了脑的两个部分；但因为数字处理区域位于颞叶内，在这一区域，左右连接是通过另一种途径——前连合，所以该患者的症状出现了这种不同寻常的模式。

## 边缘系统：让你能嗅到恐惧！

靠近颞叶顶端的下面是杏仁核（源于拉丁语 amygdala，意思是"杏仁"）。它是边缘系统的一部分，负责脑的情绪反应。"边缘"一词来源于拉丁语 limbus，这反映了法国外科医生布洛卡最初对环绕脑半球内部区域的观察结果。杏仁核是基本感觉的中心，接收来自大脑皮质视觉、听觉和感觉信息的输入，并与额叶进一步连接。因此，它在调控诸如友谊、恋爱、愤怒和侵略等主要情绪方面，起着至关重要的作用。杏仁核的输出信息进入自主神经系统，通过肾上腺素等化学物质，促使身体进入警觉状态。只要破坏杏仁核基本上就能驯服动物，它们会变得无性别歧视、缺乏感情、对危险无动于衷，而用电刺激作用于这些区域则会引发暴力侵略行为。杏仁核严重受损会使人类无法将情感和感知信息联系起来。例如，当看到一个熟悉的人时，他们知道这个人是谁，但不能决定要不要喜欢这个人。

海马是存储记忆的部位，包括伴随的情绪加工。人们可以了解海马如何将当前危机与过去的经验相比较，从而形成最佳反应。因此，海马是边缘系统不可分割的一部分，它能将情景记忆与杏仁核及其他边缘结构的信息结合在一起。

边缘系统的另一个组成部分是脑中负责处理嗅觉信息的部分，即颞叶中的初级嗅觉皮质。嗅球与觉察气味的神经有一定的距离，它位于额叶的底部。两者之间是一条非常原始的路径——内嗅皮质，它在人类的身体构造中是相当退化的，仅由4层组成，却以脑半球中6层复杂的新大脑皮质的进化发展为代价。刺猬有敏锐的嗅觉，其脑的主要部分就是内嗅皮质。

气味和记忆之间联系的速度和强度可以得以利用，这就是为什么人们会在特别节日前使用新香水或者须后水。因为将来再闻到同样的气味时，快乐的记忆会被强化并触发。通常，这些记忆远比照片上的记忆生动得多。一些颞叶癫痫患者在癫痫发作前，会闻到难闻的气味，这也证实了颞叶与处理这种感觉密切相关。

**丘脑与收集信息**

尽管与多刺的食虫生物相比，我们的鼻子没它们那么灵敏，但是我们都认识到，气味与强烈的记忆是有关联的。在通往6层大脑皮质的路上，所有的感觉信息首先要经过位于中央的一个"转送"和处理结构——丘脑，然后从丘脑直接到达脑的各个皮质区。丘脑位于脑的中心，它的一半位于另一个脑半球，充当感觉的转送站，接收几乎所有到达脑的信号，并将其发送到正确的目的地。由于其主导地位，它在过去被认为是意识的所在。丘脑损伤，如卒中，可导致严重的疼痛综合征，对疾病治疗非常不利。然而，气味的传播速度要快得多，它绕过丘脑直接进入边缘系统。

**下丘脑与激素**

下丘脑是边缘系统的另一个重要组成部分，隐藏在脑中央的深处。从进化的角度来看，下丘脑是一个非常古老的结构，它有几种重要功能，包括调节体温，控制食物和水的摄入量，调整性行为模式、恐惧和愤怒、奖赏和惩罚、睡眠－觉醒周期。它与边缘系统的其他部分以及脑干的网状结构都有联系，并且接收来自全身的激素信号。垂体位于下丘脑下部。下丘脑通过释放抑制信号和刺激信号，促使垂体释放几种"化学信使"，包括性激素、生长激素、甲状腺刺激激素、类固醇释放激素、催乳素及抗利尿激素等。

## 基底神经节：使运动正常进行的润滑剂

在脑的深处，朝向基部，有一系列灰质结构——基底神经节，主要由尾状核、壳核和苍白球组成。基底神经节对于运动功能起着关键的作用，且范围很广。参与这一作用的主要神经递质是多巴胺，它产生于脑中的黑质（黑色物质）。1817 年，英国医生詹姆斯·帕金森（James Parkinson）首次描述了这部分脑部结构的神经退行性变化，即帕金森病。帕金森病患者的临床特征是动作缓慢，通常表现为开始某一动作十分困难；肌肉正常而平稳的收缩和放松功能会消失，继而出现全身僵硬；肌肉运动控制失衡则会导致震颤。给患者服用左旋多巴可以治疗帕金森病。左旋多巴可以进入脑，在此转化为多巴胺，从而提高该神经递质在脑中的水平，进而促进运动功能恢复。还有更激进的治疗方法，包括通过外科手术损毁或刺激基底神经节的一小部分，以恢复该神经系统的平衡。

## 小脑：保持平衡与协调的关键

小脑的意思是"小的脑"。希腊医生埃拉西斯特拉图斯曾得出结论，小脑是灵魂的所在。他认识到我们现在所知的小脑在协调精细动作方面的基本作用。哺乳动物的运动系统越来越复杂，特别是在遇到危险时，为了保持平衡并快速移动，需要协调越来越精确的运动，如眼睛、手和手指的运动。这些日益增长的需求促进了小脑的进化，而且小脑的体积也在扩大。这在其结构上表现得很明显，中心部分最古老、最原始，每个脑叶的外部都与人类独有的功能有关。小脑与大脑皮质的运动区域以及内耳的平衡中枢（前庭系统）也有很强的神经联系（输入和输出）。

小脑有两个脑叶，但与大脑运动皮质相反，小脑的脑叶控制身体同侧的运动：左侧小脑协调左脸和左侧躯体，右侧小脑协调右脸和右侧躯体。小脑出错会导致运动协调受损或共济失调。最常见的小脑暂时性共济失调通常是由酒精造成的，大家对这种共济失调的结果都很熟悉：步履蹒跚，手势笨拙，说话含糊不清，眼睛"骨碌"转（实际是抽搐的动作）。共济失调也可以作为脑部疾病的一部分而发生，例如多发性硬化，神经检查显示，此类患者的协调性差，眼球移动呈现抽搐状（眼球震颤）。在小脑疾病中，眼球震颤可能出现在眼睛向一侧移动时，甚至发生在休息时，而且很有可能致残。

小脑与脑的其他部分之间由一层坚韧的纤维极——小脑幕隔开。小脑幕下面的空间不是很大，所以如果有肿胀或肿瘤，颅内压会迅速升高。小脑卒中后可发生严重的肿胀，对于这种罕见的情况，神经外科医生需要通过暂时移除部分颅骨来缓解颅内压。

---

## 【眼球震颤——眼睛抽搐】

眼球震颤指的是试图盯着某物体时快速眨眼的动作。眼球一开始注视着某物，而后视线逐渐游离，通常是因为脑认为头在移动。平衡机制会自动纠正视线的游离状态，重新让眼睛盯在某处，以"补偿"这种幻觉的运动。结果是，眼球无法盯在某物体上。为了再次成功地让视线回到物体上，需要快速进行矫正。这种情况会反复出现，导致眼睛迅速抽搐。

在某些情况下，眼球震颤也会自然发生。最好的观察方法之一就是，观察在火车进出站时向窗外看的乘客。在临界速度下，乘客可能会盯着某物，如平台的海报。他们的眼睛一直盯着那份海报，直到视线无法集中，因为火车开始动起来了；紧接着，他们的视线猛然回到中线，重新注视某个新物体。这一过程不断重复。这就是视动性眼球震颤，它是一种反射，可用于失明检测，在婴儿或其他无法交流的人中也会出现。

## 脑干：通往外部世界的桥梁

脑干接收所有来自身体的感觉信息输入，诸如疼痛和关节位置等感觉信息，以及来自大脑皮质的运动信息输出。这些通路以相互分离的、组织严密的神经纤维束排列。脑干被分成3个部分，从上到下分别是中脑、脑桥和延髓，在此之下，它穿过颅底与脊髓相连。

### 中脑

中脑是大型的运动输出通路，即皮质脊髓束汇集到脑干的地方，脑干两侧各一。这里也是黑质的所在地。这里还有一组非常重要的神经元，它们负责控制眼球运动的系统的最后一段。我们已经讨论过眼球运动与其他系统协调的重要性，此外，眼球必须互相协调，否则就会出现双重视觉。通常，特定的神经通路将两个眼球的运动联系在一起，但在诸如卒中、多发性硬化和脑部肿瘤等影响脑干的疾病中，这些联系可能会中断。

**脑桥**

脑桥（源自拉丁语 pons，意为"桥"）横跨中脑和延髓之间的间隙，其表面具有独特的波纹。除了感觉通路和运动通路，小脑的神经纤维束和脑干也在这个区域合并。这里也是支持面部感觉和面部运动的颅神经的起源。

**延髓**

延髓（源自拉丁语 medullo oblongata，意思是"骨髓"）是脑干的最后一部分，它包含控制吞咽和舌头运动的颅神经的神经元，并且是大多数肢体运动通路和感觉通路交叉到身体另一侧的点。

在这一点上，神经纤维网络——网状结构，也穿过脑干的后部。它会对大多数感觉通路、运动通路和自主神经系统通路所携带的信息进行采样。网状结构会利用其中一些信息用于维持生命的各种反射，如血压、心率、呼吸、吞咽和咳嗽。它将输出信息向下输送到脊髓，以影响运动的某些方面，控制脊柱反射的敏感性，并调节进入脑的感觉信息，特别是疼痛信息。它还会从网状激活系统向上发送输出信息，影响意识水平，因此它在睡眠－觉醒周期中也很重要。

## 【闭锁综合征】

闭锁综合征是一种罕见的神经系统紊乱疾病,除了控制仰视能力的肌肉,全身所有部位的随意肌[①]都完全瘫痪。有闭锁综合征的人有意识,并且能够理解周围发生的事情,但除了向上看或偶尔眨眼,他们无法说话或移动。这种疾病可能突然发生,患病的人可能意识不到自己能够抬头。如果医务人员不知道这种情况,被"锁住"的人可能会被误认为是昏迷或脑死亡,而实际上他们是完全清醒的,能够感知一切。好在在法律上,宣布脑死亡之前需要对脑死亡做官方测试,而这可以确定一个人是否患有闭锁综合征。造成这种极度痛苦的状态的原因有很多,脑桥卒中是较常见的一种。

## 自主神经系统:身体的自动驾驶仪

自主神经系统涉及我们认为理所当然的所有功能,即不需要自主输入或有意识思考就能发挥作用的功能,如呼吸、心率、血压和消化。它是身体的"自动驾驶仪",让脑的其他部分能够处理更有

---

① 可随意志而运动、受意志控制的肌肉,通常是指骨骼肌。

挑战性的问题,比如选择看哪个电视频道。自主神经系统有其自身的神经纤维,会渗透到身体里,经常与其他纤维通路共同起作用;它还有自己的化学递质传递系统,包括肾上腺素。它接收来自下丘脑和边缘系统的神经输入,也接收来自血液中调节二氧化碳浓度的受体的输入,可以用来提高呼吸速率。

我们可以把自主神经系统分成两部分:交感神经系统和副交感神经系统。交感神经系统的功能就是让身体为"逃走"或"战斗"做好准备,肾上腺素是其主要的化学递质,它的作用包括加快心率和呼吸速率,收缩血管以增加血压,以及促进血液从消化系统转移到肌肉。副交感神经系统则负责能量资源的维持和储存,促进血液流向消化系统以从食物中吸收能量,降低心率和呼吸速率。因此,自主神经系统的两部分相互对立,在任何时刻都保持着微妙的平衡。

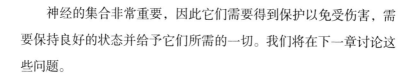

神经的集合非常重要,因此它们需要得到保护以免受伤害,需要保持良好的状态并给予它们所需的一切。我们将在下一章讨论这些问题。

# THE BRAIN
章末总结

1. **白质与灰质**：如果在横切面上观察脑半球，中心看起来更亮的部分被称为白质；像橙子的外皮一样覆盖白质且较暗的部分被称为灰质（皮质）。
2. **大脑皮质**：脑最发达的部分，是个人特质的决定性部分。
    - **感觉皮质与运动皮质**：分别负责处理传入的感觉信息和传出的运动信息；
    - **额叶**：功能主要体现在决定性格、正常社会行为和行为抑制方面；
    - **颞叶**：对听觉和记忆功能很重要；
    - **枕叶**：主要是处理来自眼睛的大量信息；
    - **顶叶**：理解来自触觉、听觉、嗅觉和味觉等大量感觉信息，以保证与运动输出相协调。
3. **边缘系统**：环绕脑半球内部的区域。
    - **杏仁核**：负责情绪反应；
    - **海马**：将情景记忆与杏仁核和其他边缘结构的信息结合在一起；
    - **初级嗅觉皮质**：处理嗅觉信息；
    - **丘脑**：感觉的中继站，接收几乎所有到达脑的信号，并将其发送到正确的目的地；
    - **下丘脑**：调节体温，控制食物和水的摄入量，调整性行为模式、恐惧和愤怒、奖赏和惩罚、睡眠－觉醒周期，以及接收来自全身的激素信号。

4　**小脑**：负责协调精细动作。

5　**脑干**：接收来自身体的所有感觉信息输入，以及来自大脑皮质的运动信息输出。

6　**自主神经系统**：主要负责那些不需要自主输入或有意识思考就能发挥作用的功能。

- **交感神经**："让身体为"逃走"或"战斗"做好准备，肾上腺素是其主要的化学递质；
- **副交感神经**：负责能量资源的维持和储存，促进血液流向消化系统以从食物中吸收能量，降低心率和呼吸速率。

# 06

# 脑的支撑结构：
# 脑生存所需的物质

为什么颅骨的不同区域厚度不均？

为什么脑内有时会产生积水？

为什么只有当脑膜发炎时才会感到疼痛？

卒中通常是由什么原因导致的？

> 不要为了节省时间而丢了脑袋，你需要它，因为智慧就在你的脑袋里。
>
> ——20世纪50年代柏马（Burma-Shave）剃须膏的路边广告

在更详细地研究脑本身各种高度复杂的功能之前，我们必须先关注与其相关的支持系统：颅骨、脑脊液和脑室系统以及脑膜和血管。

## 颅骨：保护脑免受损伤的外壳

脑无疑是非常精妙的，但它本身没有疼痛感受器，所以对按压、切割等都不会产生任何疼痛感。直到19世纪，大脑皮质对直接的物理和化学刺激不敏感依然被当作它不具有任何重要功能的论据。当然，脑本身有大量的脑细胞储备（肾脏和肝脏等器官也是如此）。在很多情况下，由于脑细胞可能被大量破坏，如足球运动员顶球时，所以脑细胞储备并非无穷无尽，有些退休的职业拳击手会因为失去了太多的神经元而患上痴呆或帕金森病。除了这些弥漫性脑损伤的风险，还存在直接损伤脑特定区域和后继功能丧失的风险，如瘫痪、失语或失明。这意味着，我们需要一个坚硬的外壳来避免脑受到损伤——这就是颅骨的作用。

颅骨由若干块骨骼组成，这些骨骼沿着锯齿状的缝合线聚集在一起。这些线在成人颅骨的表面可见。在胚胎发育期间，颅骨紧挨着彼此，可进行浮动。人出生后，颅骨顶部仍留有两条缝隙。较小的后囟门朝向头后部，较大的前囟门位于头顶部前方。囟门在婴儿大约18个月时闭合，紧接着是颅骨的融合。而唯一的开口是位于颅底的枕骨大孔，它可以允许脊髓"携带"神经纤维束延伸到四肢和其他器官。颅骨底部朝前的部位还有其他几个小得多的对称孔，神经通过这些孔离开颅骨。在解剖学上，颅骨内部被分为3个部分：前窝、中窝和后窝，其中"窝"源自拉丁语中fossa，意思是"沟渠"。

颅骨的厚度并不一致，但与脑的基本功能无关，而是在进化出的足以保护脑的强硬颅骨和足够有用的颅骨之间维持着平衡。这意味着脑的这一设计已经过优化，以防止最常见的头部损伤损害脑，但是，这对其他类型的损伤可能没有太大的用处。前后两侧的颅骨背部和前部相对较厚，但位于颞叶上方的两侧颅骨较薄，容易受到外伤。此外，一旦穿过颅骨的血管出血，很快就会对其所保护的脑区产生压力损伤。尽管密封的刚性外壳提供了极好的外部保护，但也意味着任何内部容积的增加（从出血开始）都必然会导致压力增加，继而对脑造成损害。

成年人的头（颅骨和脑）平均重4.5～5千克。为了保持头部直立并允许其移动，颅骨表面固定有大量的肌肉。其中最大且最有力的肌肉来自背部、颈部和肩部，它们附着在后脑勺的颅骨上。有些人认为这些肌肉会引起紧张性头痛，而且止痛药对这种头痛没有很好的治疗效果。事实上，大量服用这类药物本身就会引起头痛。一些简单的措施，如按摩和改善姿势通常就足够了，但有时也需要专门的药物。在极少的情况下，由于很多未知原因，这些肌肉会永久性地无法正常收缩。在严重的情况下，可能会导致头部永久性地"推"向一侧，这种情况被称为斜颈。

---

## 【颅内压升高】

严重的卒中会导致脑肿胀，从而导致颅内压升高。某些脑部感染也会导致这一症状。脑内肿瘤及脑周围肿瘤的扩张会压迫相对柔软的脑组织，这样会导致神经损伤。脑瘤是引起颅内压升高最常见的原因之一。这种压力升高导致的最初表现可能是头痛（必须强调的是，绝大多数头痛并非由颅内压力升高所致）。随着时间的推移，压力的升高会导致视神经肿胀。在后期，眼科医生或神经科医生可以用检眼镜观察到。

1614 年，影响脑组织内部的肿瘤之一被称作脑膜瘤。这段文字出自费利克斯·普拉特（Felix Platter）发表的《人际关系观察》（*Observations in Hominis Affectibus*）上的一篇文章：

在脑胼胝体上发现了一个样子像橡子的球形肉质肿

瘤，它很硬，上面满是洞，大小和中等的苹果差不多。它被自己的膜覆盖着，与静脉交织在一起……我们意识到，这个球通过用自己的体积挤压脑和脑血管，导致患者整天昏睡、无精打采，最后死亡。

如果压力迅速上升，脑神经就会被压迫到颅骨内部，从而导致神经问题，最常见的是影响瞳孔或眼球运动。如果压力继续上升，整个脑就会通过唯一的出口——枕骨大孔，被挤压出来。在这种情况下，首先被压缩的结构是位于脑干下部的重要呼吸中枢，人很快就会死亡。幸运的是，通过现代医学和外科技术，在患者重要的脑干功能受影响之前，医生可以帮助患者减少脑肿胀的发生。

## 脑脊液：为细胞提供最佳环境

通常，人们不会把贵重物品直接放在纸箱中，而是用泡沫进行保护，同样，脑也被脑脊液保护着。除严重击打之外，脑脊液为所有震荡提供了有效的减震系统。不过，它在处理加速度伤害方面的效果要差得多，比如经历过车祸的人，脑的大部分损伤往往发生在力的反方向，这就是所谓的"收缩"损伤。有研究表明，脑密度相对较低是造成这种现象的原因。也许，人类的进化很好地适应了处理日常碰撞甚至是敌人用钝器侵袭头部的状况，脑却没有适应高速度冲击带来的损伤。

脑脊液沿着脑干向下延伸,穿过颅底的洞,直到下背部底端。脊髓就浸润在其中。每天,人体产生大约半升左右的脑脊液,这些脑脊液来自脉络丛。大部分脑脊液产生于侧脑室,通过第三和第四脑室向前流动,然后从脑干向下到脊髓,并返回到脑的顶部,在大血管表面运行。

一般认为,正常的呼吸和血液循环有助于脑脊液的流动和混合。随着年龄的增长和脑的自然收缩(某些类型的痴呆会加速),脑和脑室周围的脑脊液空间扩大。如果由于某种原因,连接脑室的狭窄通道中出现堵塞,或者没有足够的脑脊液被吸收到引流静脉中,就会产生过量的脑脊液。脑脊液如果在脑室内积聚,会导致脑室扩大,继而可能出现脑积水(字面意思是"脑上的水"),它可以在出血后或由于感染而导致肿瘤产生。

脑脊液的主要作用是为脑细胞提供稳定的环境,使化学物质能够有效地通过细胞膜进行运输。脑和脑脊液的血液供应之间存在高度特定化的屏障——血脑屏障,它能调节化学物质的流动。这既能保持脑的平衡,又能防止脑接触可能已进入血液的有毒物质(包括药物)。因此,使用药物治疗脑部疾病极具挑战性。尽管作用与血液类似,但正常的脑脊液是清亮无色的,像清水一样。脑脊液可以提供有关中枢神经系统化学状态的信息,我们可以很容易地用一根针插入脊髓水平以下的脊柱来提取,这种手术被称为脊椎穿刺术或腰椎穿刺术。实验室通过对穿刺后的液体进行分析来发现感染的第一手线索，如判断某些类型的脑出血及中枢神经系统炎症性疾病。

## 脑膜：对脑额外的保护

脑膜指的是脑与颅骨之间的 3 层膜，最外面的一层像一块坚硬的硬脑膜，最里面的一层是在脑周围则形成的柔软的软脑膜，它们中间的一层蜘蛛状的血管和组织是蛛网膜。这 3 层"里衬"对脑起到额外的保护作用，它们也携带着血管和感受疼痛的神经纤维，但由于脑本身没有疼痛纤维，因此只有当脑膜发炎（脑膜炎）时，脑才会感到疼痛，结果就会出现头痛和脖子僵硬。拉伸这些层会促使症状恶化，如试图将下巴放在胸部或躺下时抬高双腿（医生常用的测试方法）。脑膜细菌感染，如脑膜炎球菌引起的感染，可能会危及生命，需要紧急使用抗生素治疗。病毒感染，如流感，是轻度脑膜炎的常见原因，通常无须治疗就能痊愈。

## 血管：必不可少的能量供应系统

虽然脑是身体器官的主人……但如果没有身体其他部分的帮助，它就无法生存，也不会拥有任何力量……相反，动物的灵魂以及生命本身，完全依赖于源源不断的脑供血，任何压制……都将会很快导致人晕厥和无意识,而且,如果这种过程持续的时间过长,生命就会完全停止。

——理查德·洛厄(Richard Lower)

人体的每一个组织都需要血液提供氧气和葡萄糖,并清除废物。脑也不例外,它需要心脏输出大约15%的含氧血液。如果血流量突然下降,如血压骤降,脑将被迫停止运转,继而导致意识丧失。脑通常在很宽的血压范围内可以维持正常的血液供应,但有时脑的一部分血液供应被突然中断,会导致其损伤,即卒中。血液供应的中断会导致缺氧(称为缺血)和病理性神经损伤。大多数情况下,这种血液供应的堵塞是由血凝块引起的,这些血凝块要么是由于"动脉硬化"出现在该区域,要么是从患病血管中被清除出来的。这些血凝块最终会自行消散,但停留的时间长短决定了相应脑区的受损程度。这就是为什么易患卒中的人会通过服用阿司匹林或华法林等血液稀释药物来预防血栓。

由脑组织深处出血而导致的卒中很少见,由动脉的异常扩张或动脉瘤引起的脑内出血导致的卒中较常见,而且出血位置通常是在动脉分成较小血管的地方。这些扩张或动脉瘤通常会使血管壁膨出,动脉壁因此变得薄而脆弱,相对更容易破裂。动脉瘤可能从一个人出生起就存在而不会引起任何问题,它们偶尔也会在爆裂之前发出警示信号。动脉瘤出血导致的结果可能很严重,患者通常会出现一种非常突然的、剧烈的瞬间头痛,有些人形容就像被混凝土块击中头部一样。如果幸存下来,患者可能会进行手术,来夹住或密封住剩下的动脉瘤。

卒中引起的后果差异很大,这取决于脑的哪一区域受影响。神经病理学家可以通过患者脑卒中后受影响的功能来准确定位病变区域,以便用现代脑成像技术进行定位和确诊。

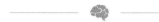

我们已经了解到脑是如何形成、组织和维持功能的,但脑的功能是什么呢?行动和思考是后天习得的,还是天生就有的能力呢?我们将在下一章介绍。

## THE BRAIN
章末总结

1. **颅骨:** 由若干块骨骼组成,这些骨骼沿着缝合线聚集在一起,其主要作用是保护脑免受创伤。
2. **脑脊液:** 为脑细胞提供稳定和良好的环境,使化学物质能够有效地通过细胞膜运输,也为除头部受到严重击打之外的所有震荡提供了有效的减震系统。
3. **脑积水:** 如果由于某种原因,在连接脑室的狭窄通道中形成堵塞,或者没有足够的脑脊液被吸收到引流静脉中,就会产生过量的脑脊液。脑脊液积聚在脑室，可能导致脑室扩大，继而导致脑积水。

4　**脑膜**：脑的特殊内层，与颅骨内部紧密相连，就像一块坚硬的硬脑膜（硬层），在脑周围形成柔软的软脑膜。

5　**血管**：脑的能量供应系统，血液可以为脑提供氧气和葡萄糖，并清除废物。

## 第三部分

# 像"成年人"一样使用脑

07

# 学习"做人":
# 行为和推理能力的发展

我们是否生来就知道如何对周围的环境做出反应?
我们是如何正确理解他人的语言和行为的?
为什么先天失明的人也能做出恰当的表情?
为什么有人恐高或者害怕蜘蛛?
我们的行为和反应倾向都是提前被预设好的吗?

> 从出生那一刻起，仿佛石器时代的人的婴儿见到 20 世纪的母亲，婴儿便会体会到一种强烈的力量——爱，他们的父母以及他们父母的父母也一样。这股力量会摧毁孩子的大部分潜力，但能让孩子更好地成长。
>
> ——R.D. 莱恩（R.D. Laing）

我们是否生来就知道如何应对周围的环境？说人在出生时就被设定了某种特定的反应方式似乎很荒谬，但众所周知，对某些行为来说的确如此。我们稍后会了解到，人的大多数行为都是被设定好的，当然，我们可能没有意识到这一点。对新生儿来说，反射行为是他们应对外部环境的最初反应，如刚孵化的小鸟张开嘴觅食，新生的小马驹站着奔跑，人类婴儿转头吃奶。但更复杂的行为呢？也是被预设好的吗？

若干年前，生物学家康拉德·洛伦茨（Konrad Lorenz）表示，幼鹅在孵化后会跟随它们看到的第一个大型移动物体。这种印记的产生有严格的窗口期。对幼鹅而言，这一窗口期就是孵化后的 24 小时，之后印记回路就会永久固定。幼鹅通常会在母鹅身上留下印记，因为母鹅是它们遇到的第一个大型移动物体，但只要是移动的物体，幼鹅都会留下印记。后来，洛伦兹展示了幼鹅是如何在汽车、同性成年鹅、洛伦兹甚至轻型飞机上留下印记的。印记对象是成人生活中配偶选择的基础，因此这是预设行为导致多年后出现特定行为的一个例子。印记可以通过双向方式起作用，因此父母也会在子女身上留下印记。例如，母羊在小羊出生后的最初几小时内就会留下气味印记。

20世纪50年代，哈利·哈洛（Harry Harlow）所做的一组实验表明，幼猴天生就对母亲应该是什么样子有一种预期。如今，从伦理角度看，这些实验不太可能获得批准。幼猴在面对由光秃秃的铁线框架构成的"母亲"和有布覆盖的线框"母亲"时，选择了拥抱后者，即使前者身上有牛奶而后者没有。布提供的舒适胜过吃东西带来的舒适性。人类的一些反应也是天生的。在人类和猴子身上进行的实验表明，即使之前没有接触过这类事物，他们对蛇或突然靠近的大型物体（若隐若现）也会产生一种自动的恐惧反应。

我们似乎生来就有一些固有的行为和反应，有些人把这称为族生记忆，即编程到物种的神经系统的记忆。这种记忆不是通过学习产生的，而是通过自然选择和进化收集起来的，因此我们生来就会一些知识。据推测，这意味着从一开始这种行为的神经回路就连接了起来，像学过这种行为一样。另一种不那么极端的说法是，正是这种固有的行为和反应将脑设计成现在这样的。脑的每个部分具有以特定方式对特定事物做出反应的倾向，但经验决定了反应的细节。

## 【原始反射】

婴儿一出生就有固定的反射。抚摸宝宝的脸颊,他们会转动脑袋、动嘴巴,准备吮吸,这就是觅食反射。让婴儿站起来,他们的双脚会以反重力反射的方式推地面。把他们的脚轻轻推到台阶上,他们就会站起来。把手指放在他们的手上,他们就会紧紧抓住你。即使是在水中,婴儿也有潜水反射,他们会放慢心脏跳动速度并避免呼吸,直到安全为止。

这些原始反射到底是怎么回事?随着发育,原始反射会受到额叶的抑制,所以当人成年时,原始反射就基本上消失了(不过在很多研究中,高达 20% 的成年人仍然有某种原始反射)。

例如,由于卒中而导致额叶损伤,我们可以通过神经系统检查来揭开原始反射的面纱。对神经系统正常的成年人来说,划伤脚底外侧会导致大脚趾向下。而对额叶损伤的人来说,反而会先产生反重力退缩反射(巴宾斯基征),大脚趾向上翘。再比如抚摸脸颊,随后会产生觅食反射;轻拍嘴唇,嘴唇就会撅起,准备吮吸;用手指用力拍打手掌,抓握反射会阻止手指放松。

潜水反射不受额叶的抑制,因此在正常成年人中仍然存在。有些人心跳异常快,让他们把脸放在一盆冷水中,其潜水反射就会被唤起,继而会减慢心跳速度,纠正异常的心率；即使他们把脸露出水面，其心率也会保持正常。

## 怎样习得恰当的行为

在特定情况下，什么是正常行为取决于人所处的社会和文化，有时还取决于人的年龄、性别和社会地位。尽管社会规则似乎很繁杂，但大多数人在大多数时候是否都在说对的话、做对的事呢？

在控制行为方面，额叶起着最重要的作用。当然，这并不是说脑的其他部分没有用，而是说我们只有正确地感知世界才能做出正确的反应。例如，如果在没有威胁的地方"看到"威胁，或者没有意识到真正的威胁，那么无论额叶功能多好，我们的行为都将会失当。额叶是脑中最大的部分，但相对来说却被研究者忽视了，因为额叶损伤往往会导致一些非常微妙和难以测量的问题，比如人格变化。

额叶还参与语言输出、眼球运动控制、动作的制订和计划。接下来，我们将对额叶中控制行为和社交技能的部分（额叶最前面）以及控制思维的部分（多位于侧面）进行详细解读。

## 如何理解他人和外部世界

> 任何傻瓜都会说真话，但只有会觉察世事的人才会说谎。
>
> ——塞缪尔·巴特勒

掌握社交技能需要拥有理解他人的能力。动物通常会用身体姿势向对方发出信号。当某只动物表现出某种行为时，另一只动物会对这种行为做出反应。对多数动物来说，这是一种自动的反应，不需要学习，就像一个人会对另一个人的微笑回以微笑一样。人类不仅会对他人的行为自动做出反应，还会对彼此的精神状态做出反应。我们往往会为他人的信念、欲望、知识和意图建立一个模型并对此做出反应，而非对他人的行为做出反应。我们根据内在心理模型来解释他人的行为，因此，不同的人对处于不同状况下的相同行为会产生不同的解释和反应。这一过程缓慢而艰难，到十几岁时才能达到成熟状态。建立他人心智模型的能力意味着我们必须能够理解心智的概念。这就是心理理论，它是社会技能心理学研究的基石。没有它，我们就无法与他人共情。无论在何种关于自我意识的探讨中，这一理论都至关重要，因此，心理的概念也适用于我们自己的思想。

瑞士心理学家让·皮亚杰（Jean Piaget）首次研究并描述了我们在构建外部世界心理模型时所经历的各个阶段。他认为，孩子理解力的发展会突飞猛进，然后再逐步提升。每一次飞跃都发生在特定的年龄，在此之前，即使再聪明的孩子也无法理解下一阶段的概念。在每一阶段，孩子都在使用他们当下理解世界的心理概念。这种新体验与他们当下感知世界的方式相呼应，借以维持心理平衡。如果与孩子的认知模式不相符，那么这种新体验就需要调整，直到这一模式崩溃，因为孩子的理解水平允许其欣赏当前模型中的缺陷。渐渐地，孩子构建世界的心智模式会变得越来越好。皮亚杰的发展阶段理论至今仍在使用，当然，其中有一些修改。例如，现在我们已很清楚，有些儿童进入第三阶段的时间比之前想象的要早，有些（可能是大多数）正常成年人则永远都达不到最后阶段。

皮亚杰观点中的一个关键特征是，我们不能跳过任何一个阶段。它们总是按照不同阶段的描述顺序出现，并没有文化特殊性。这很可能是因为基于预设的学习本能，我们对外部世界都建立了相似的理解模型，所以当在相似的时间遇到相似的危机时，必然会有相似的解决方案。

人类是高度社会化的：这些技能非常复杂，需要大量的脑力。脑需要发展出一种技能，随着发育，这一技能也会发生变化。额叶的生长、变化和成熟，与我们世界观和社会技能的发展是完全一致的。现在，让我们来了解一下我们在构建外部世界心理模型的各个阶段。

**感知运动阶段（0～2岁）**

婴儿的额叶很小，这意味着在这一阶段的孩子对社交技能的需求非常小。这就是感知运动阶段，是我们从出生到两岁左右对外部世界的认识阶段。一个重要理念是，外部世界是独立于我们自身的。感知运动阶段的主要特点是眼见为实。这一阶段的孩子不太能理解他看不到的物体可能仍然存在这件事，通过隐藏他们想要的和正在寻找的东西，就能很容易证明这一点。知道隐藏的物体仍然存在这一点出现在婴儿大约9个月时，这也是智力的一次飞跃。我们也因此培养了一种认同感，并开始有意识地做一些动作，如刻意摇动拨浪鼓以发出噪声。

## 前运算阶段（2～7岁）

处于前运算阶段的儿童不容易理解抽象概念，但是他们开始理解具体的物理概念，如形状或颜色，并用图像和语言来表征世界。站在他人的角度进行思考对他们而言并不简单，因为他们还没有形成心理理论。他们的世界观是以自我为中心的——世界围绕着他们转。

当被要求对客体进行分类时，此阶段的孩子会以某单一特征进行分组。例如，给他们一些形状和颜色各异的小块，他们会将它们分成颜色相同的小块（无论形状如何），或形状相同的小块（无论颜色如何）。它们不会收集颜色和形状都相同的小块，如所有红色的方块，因为他们还不能理解事物的多重属性概念，也不能理解某一更大集合的一小部分的概念。

## 具体运算阶段（7～11岁）

当孩子成长到大约 11 岁的发展阶段，他们会学着用合乎逻辑的方式进行思考，主要针对具体的对象。他们也开始明白他人可能有不同的观点。这是他们发展心理理论的第一个阶段，因此慢慢变得不那么以自我为中心。这一点可以通过以下例子来证明：向孩子展示一个场景并要求他们向另一个人描述这一场景。在接受另一个人的观点之前，孩子们总是会按自己所看到的场景进行描述，而有心理理论能力的孩子会正确描述对方看到的场景。在没有他人概念的情况下可能拥有自我概念，这听起来似乎很奇怪，但是我们谈论的是，自己的心理概念与他人的心理的对比，而不是谈论自己和他人作为对象的概念。

在这一阶段，孩子的智力也有了很大的飞跃。他们发现，即使以某种方式操纵客体，其周围客体的属性也保持不变。这就是所谓的性质守恒（conservation of property），一个经典的例子是体积守恒实验：给孩子展示一只装有橙汁的矮胖玻璃杯，然后将其中的橙汁倒入一只瘦高的玻璃杯中。当被问及哪只杯子里的橙汁多时，处于这一阶段的孩子已经意识到橙汁的量没有变化，早期阶段的孩子则认为较高的杯子里的橙汁较多，即认为果汁的性质可以改变，并且由物体周围的环境决定。这对成年人来说似乎不成问题，但需要对客体 7 种不同属性的理解有重大飞跃，这 7 种不同属性包括数量（number）、长度（length）、液体（liquid）、质量（mass）、重量（weight）、面积（area）和体积（volume）。

要理解客体的属性可能保持不变，我们需要明白3种理念。第一种，如果不从材料中添加或取走任何东西（"特性"的概念），材料将保持不变。第二种，某一维度的变化可以由另一维度的变化来补偿。第三种，如果反过来执行这些步骤，就可以撤销更改。

## 形式运算阶段（11岁及以后）

这是心智发展的最后阶段，如果能达到，可能会在11岁左右实现。在这一阶段的早期，存在自我中心的回归现象，这可能是由对青春期的回应而产生的脑神经通路的变化引起的，其最终会消失。在这一阶段，人们可以思考抽象的事物，可以用一种更科学的方式理解外部世界，可以系统地创造和测试各种想法，并能够思考未来。这是人们对观念问题产生兴趣的阶段。人们可以更容易地理解数学问题，并且以更符合逻辑的方式进行推理。人们可以构建一个与现实世界有不同属性的抽象模型，并对其进行测试以获得问题的答案。例如，人们可以问如下问题："如果雨向上会怎么样？""如果我们有鳃会发生什么？""如果草是粉红色的会怎么样？"在工业化国家，只有约1/3的高中毕业生会认真思考，许多人在整个成年期从未进行过认真的思考。我们从未思考过，因为我们似乎并不需要思考这样的问题。

皮亚杰认为，生理发展会自动推动人从一个发展阶段发展到下一个阶段。目前的证据表明，生理成熟不仅是进步的必要条件，孩子还必须处于合适的环境中，形式运算阶段的孩子尤其如此，而这就需要相当高水平且具有挑战性的正规教育。当然，也存在其他因素推动他们经过这些阶段。根据以往的经验，心理模型已经受到很大的挑战，因此需要另一组概念。

社交互动表明，发展心理理论有用且可行。这些因素导致了行为和智力的发展，因为人们天生就有理解外部世界的本能需求，皮亚杰称之为"平衡"（equilibrium）。一旦经验或社会互动扰乱了这些平衡，人们就必须通过改变心理模型和建立新的平衡来适应。显然，心理模型必须足够复杂，以便能够识别何时不再适用，或者何时平衡永远不会受到干扰。

## 进化心理学与本能：与生俱来的反应与行为倾向

我们在本章一开头曾提出一个问题，是否有先天行为。接下来，我们将尝试理解这样预设的方式是否能够解释我们的所思所为。

人类的各种表情得到了广泛的理解，即使是天生失明的人也会做出适当的表情，尽管他们从未见过。每个人都会因快乐而笑，因痛苦而哭。为什么很多人害怕蜘蛛、恐高或当众演讲？为什么我们在互动之前要互相问候？为什么有的人会为陌生人冒生命危险？为了回答这些问题，就不得不提进化心理学，这是一种理论体系，可以通过将人们的思想和行为看作一组由进化形成的反应来回答以上问题，因为它们在史前时期就已经很有用处了。

进化心理学的一个基本概念是脑组织行为，所以任何关于我们为什么会这样做的问题，在某种程度上都能在脑的神经回路中得到答案。只有会动的生物才有脑；换一种说法就是，只有表现出行为的生物体才有脑，所以脑的一种基本功能就是对环境做出适当的反应。当然，脑中的神经回路不是用来解决所有古老的问题的，而是用来解决特定的、能改变生活的问题的，这些问题通常会反复出现并影响我们的生殖健康。例如，吃什么安全，如何识别危险，如何应对有毒的动物，以及如何应对高海拔。只有这类问题可以通过自然选择来解决，所以我们会期望面对这些问题的反应是被预设好的。

大多数人认为动物是受本能支配的，但是人类可以超越本能：除了一些基本本能，如饥饿或口渴，我们可以选择做什么及如何做。但是这很有可能不是真的——也许我们比其他动物拥有更多的本能，因为我们日常的大部分决策都是在潜意识中进行的，而大部分过程可能比其他动物的复杂得多。一般情况下，只有经过仔细加工的信息才能引起我们的注意。我们可以保持平衡，可以做面部表情，可以不用思考就呼吸。如果愿意，我们还可以改变这些行为；但是如果我们任由其发生，它们就会自动发生。脑的神经回路会精细地处理每一种感觉（本书后面将会提及）。看似单一的感觉，实际上是一种综合性的且作为一种准备被理解和体验的实体呈现给意识。例如，触觉实际上是轻触、联合位置、压力、疼痛、温度、伸展及许多感觉的混合。这些初始感觉甚至也被用来产生更高级的感觉，然后结合起来给出统一的感觉。

视觉也很相似。我们可以检测视网膜回路中的运动、边缘、颜色、大小和方向。这些混合产生三维视觉。这一过程甚至被专门用于识别人脸、动物、家庭等。人眼的中心视力很敏锐，但每只眼睛都有一个盲点，且边缘视力很低，但这两种情况都不会困扰我们。所有这些都被整合到单一的视觉体验中，呈现给意识。然后，各种各样的感觉被无缝融合到一种统一的存在体验中，这样我们就能意识到特定的感觉或体验，只是它需要意识的注意。

神经回路不仅仅是简单地处理感觉信号，它们也能识别复杂的情况，如令人尴尬的社交场合、潜在的事故或令人放松的场合，并激发人做出适当的反应。拿站起来做演讲或讲座来说，除非经过练习，否则我们很容易感到紧张；而对患有恐惧症的人来说，捡起一只无害的蜘蛛根本不可能。我们天生就有发展某些反应的倾向，如恐高和害怕蛇；我们还被提前预设了其他行为倾向，如"战斗"或"逃跑"反应，因为这些倾向对我们祖先的生存很有利。

---

【如果不需要脑，那就吃了它……】

海鞘最初是一种幼虫，它们的脑神经节（相当于一个非常原始的脑）控制着运动，而内脏神经节（相当于一个非常原始的自主神经系统）控制着消化。一旦找到一块好的岩石，它们就会永久附着在上面，然后消化自己的脑神经节。脑的主要作用是让动物有目的地移动，而对海鞘来说，一旦安顿下来，脑就成了它们的包袱。

---

从前面的知识来看，一个看似相对简单的任务，如识别所爱的人，是一系列高效解决问题路径的结果，这些路径从环境中提取相关信息，并将其分解成单一的经验，然后呈现给意识。另外，路径支配的反应不是随机选择的，而是从一组可能的解决方案中挑选出的最优选择。进化使我们倾向于特定的行为，而经验让我们做出选择。

就像钉钉子时用锤子比电锯更有效一样，我们需要专门解决某些特定问题的神经回路。进化心理学把脑看作一组微型计算机，每台计算机都是为解决自身问题而设计的，如从眼睛中提取信息，从耳朵周围的空气振动中处理信息，选择性伴侣，以及选择吃什么，等等。拥有这样专门化的路径可以使我们更快速、更好地应对外部世界。

## 心智的多面性：人类的推理本能

计算机科学解决问题有两种方式。第一种是设计一套通用规则，如概率论，它适用于纸牌、骰子、量子物理和遗传学；或微积分，用于河流航行、重力、人口增长和放射性衰变等。问题的内容无关紧要，重要的是属性。第二种是使用大量的特定假设和假定知识。由于问题内容是设计解决方案的关键，因此该方法不易推广。我们可以看到，所有通过进化来设计解决方案的问题都是这种内容依赖型的。在人类行为中有大量的证据可以证明这一点。

例如，新生儿天生就有识别人脸的能力。出生几分钟，新生儿就会优先转向像脸一样排列的图案，而不是随机的图案。几个月大的婴儿会把客体看成固体并将其当作单一的整体，不管其大小、形状、颜色；相反，对猫而言，不管客体是什么，猫都会将对象当作运动的事物，无论是自己的尾巴还是主人的手。不到一岁的婴儿已经能分辨出有生命的客体和无生命的客体，即使无生命的客体被移动时也一样；另外也能把有生命的客体的移动归因于该客体未知的目标或愿望。蹒跚学步的孩子认为，成年人发出单词一样的声音并指向某一客体，其所指的是整个客体，而不是客体的一部分。

这表明，即使在发育的早期，婴儿也已经拥有了"假设"思维。虽然人们可能会说，出生几个月后发生的反应是后天习得的，但实验可以证明事实并非如此。一些能力在出生时不存在并不意味着它们是被习得的。我们刚出生时没有牙齿，但这并不意味着我们"习得"了"拥有"牙齿。由于这些与生俱来的假设能力，幼儿很聪明，能够快速了解周围的环境。猜测他人想法的能力（心理理论）在人类的发展中尤为重要。尽管刚学步的孩子还没有能力设想出别人的想法，但是实验表明，他们可以通过眼球运动和注视方向来理解他人的信念或想法。

不同的神经通路处理不同的问题，而这些神经通路都是针对其所要处理的问题设计而成的。专门用于处理视觉信息的通路不会处理声音信息，专门用于了解他人想法的通路不一定能给出关于无生命客体的合理答案。这反而能引发我们对非特定通路针对的问题去进行更多的思考。此外，任何问题都可能由许多较小的问题组成，因此，在同一时间尝试用不同的通路解决问题并比较结果是很有用的。换句话说，当处理任何一条信息时，脑的不同区域会被同时激活，在脑扫描图中经常看到这一情况。

我们常常嘲笑本能，认为它们好像与逻辑背道而驰，在某种意义上可以这么讲。逻辑系统可以用于解决任何问题，本能针对的则只是特定问题。不过，从另一个角度来看，这反而成了我们的一种优势，因为我们有大量特定的解决问题的通路，每个通路的设计都是用来提取信息并找到不可避免的问题的解决方案的。换句话说，我们生来就有学习和推理的本能。

人类被视为高等动物，本能被进化抹去，被理性思维支配，但学习和推理是我们的本能。我们可以很容易地将它们运用起来，就像鸟儿可以飞翔，猫可以捕猎一样。儿童时期形成的学习和推理通路具有本能的所有特性：专门处理特殊的问题，所有人都能可靠地、可预见地、自动地发展；不需要意识的参与和指令，不需要意识到潜在逻辑。这与一般的智能思考或行为能力完全不同。事实上，对我们的行为和目前的样子进行思考，进化心理学是一种不错的方式。而在哲学层面，这一方式还能让我们质疑：我们认为自己知道或所做的事情中，有多少是与生俱来的，而非依靠自由意志的？

### 【检测作弊的程序】

著名的进化心理学家勒达·科斯米德斯（Leda Cosmides）和约翰·托比（John Tooby）的研究表明，我们有特定的推理本能，可以在社会环境中发现作弊现象。为了证明这一点，他们使用了华生选择任务进行实验，这是一种"如果 A，那么 B"的逻辑测试。例如，有人告诉我们"如果有人去波士顿，那么他们会乘地铁"。然后我们拿到四张卡片，代表四个人的行为（每张卡片上有一个人）。卡片的一面是他们的目的地，另一面是他们使用的交通工具。我们只能看到一面。我们需要通过出示最低卡片数来验证"如果有人去波士顿，那么他们会乘地铁"这句话。请看下面这个例子：四张卡片上写着"波士顿""阿灵顿""地铁""出租车"。

哪张卡片翻过来才能证明这句话是对的？这些类型的测试并不直观，只有大约 25% 的人第一次选择就是正确的。答案是两张牌："波士顿"（因为如果另一面不是"地铁"，那么陈述是假的）和"出租车"（因为如果另一面真的是"波士顿",那么陈述是假的)。

科斯米德斯和托比随后将测试语句改为描述,在这些情况下,社会环境的类型可能存在作弊现象:"如果你要吃饼干,那么你必须先整理床铺。"四张卡片上有关于人们行为的陈述,包括他们吃了什么以及他们先做了什么。测试内容基本相同,但内容不同。在这种情况下,超过 80% 的人第一次就能回答正确。不管文化如何,自发的、没有明显先入为主的想法就发生了,似乎答案"突然出现"在他们脑中。这有力地论证了一个专门用于检测社会情境中作弊的路径,而不是解决"如果 A,那么 B"类型语句的通用逻辑路径,这些语句内容本身对他们而言并无任何生存优势。

---

心理学家斯坦利·米尔格拉姆(Stanley Milgram)[①]曾说过:

> 很大一部分人做别人要求的事时,不管行为的内容如何,只要认为命令来自合法权威,他们就不会觉得良心不安……这也许是我们研究中最基本的一个教训:普通人,简单地做他们的工作,即便没有任何特别的敌意,也可以

---

[①] 米尔格拉姆是全球著名的社会心理学家,他设计并进行了经典的社会心理学实验"服从权威实验",揭示了令人震惊的人性真相。想了解更多有关米尔格拉姆的事迹,可以阅读《好人为什么会作恶》,该书全面记述了米尔格拉姆的一生,讲述了服从权威实验的前因后果和六度分隔理论。该书已由湛庐文化引进,由浙江人民出版社于 2017 年 10 月出版。——编者注

成为破坏性过程中可怕的代理人。

米尔格拉姆进行了一系列卓越而有争议性的实验，结果表明，我们都盲目服从权威，只有少数人会说"不"。

他做了一个实验：在报纸上发布广告，邀请普通人以每小时4.5美元的价格参加一项关于记忆和学习的研究。被试遇到了一个穿白大褂的严肃的男子（实验者）和一个看起来很友好的普通"被试"。实验者解释说他们要研究惩罚对学习的影响。被试和他看到的那位友好的"被试"一个是"老师"，一个是"学生"。实验安排在抽签中舞弊，所以被试总是"老师"。"学生"被带到镀银玻璃面板后的一间房间里，并被绑在椅子上，然后连接到电极上。"老师"则被带到玻璃面板另一侧的一间房间里，以便他们可以看到"学生"。这间房间里有一台发电机，上面有30个开关，增量为15V，电压范围15～450V。上面清楚地标记着"轻微休克""危险：严重休克"，最高的两个标记为"XXX"。沉闷的开关激活了电灯、嗡嗡声和机器上的仪表。

这个实验要求"老师"为"学生"读一组单词，然后"学生"复读一遍。如果"学生"犯了错误，"老师"就得电击"学生"，每次犯错都会增加电压。

"老师"不知道的是，屏幕另一边的"学生"，也就是那位看起来很友好的普通"被试"，其实是一位演员，并不是真的被试。

该研究的目的是让"学生"以有计划的方式犯错，接受越来越严重的电击。每次被电击，"学生"都会痛苦地尖叫和挣扎。如果"老师"质疑实验，实验者会说"请继续"。实验前"老师"会接受一次真正的 45V 的电击，让他亲身体验被电击多么痛苦。

该实验的视频片段显示，虽然那些按下电击开关的人往往非常痛苦，泪流满面，不愿意继续对"学生"施加痛苦，但他们仍然会服从权威而继续施加电击。平淡无奇的一句"请继续"通常就足够了，尽管电击令人非常痛苦，但"老师"们仍然会按下按钮。

这项研究表明，普通人也可以做出曾被认为只有虐待狂怪物才可能做出的残忍行为。2/3 的被试被归类为"听话"，他们来自各个阶层，如工人阶层、管理阶层和白领阶层，且男女都有。在电压达到 300V 之前没有人停止电击，65% 的人按下了明显致命的代表 450V 的开关。女性和男性同样听话，不过女性往往更容易紧张。这些实验以不同形式、并在不同地区得到重复测试，结果都类似。

米尔格拉姆说道："我观察到，一个成熟且一开始泰然自若的商人，微笑着自信地走进实验室。20 分钟内，他变成了一个叽叽喳喳、口吃的傀儡，很快就要崩溃。他不停地扯耳垂，扭搬双手。他一度用拳头敲击前额，咕哝着说'我们停下来吧'。然而，他仍然对实验者的每句话都做出回应，并一直遵守到最后。"

## THE BRAIN
章末总结

1. 让·皮亚杰首次研究并描述了我们在构建外部世界心理模型时经历的各个阶段。

   - **感知运动阶段（0～2岁）**：这个阶段的主要特点是眼见为实；
   - **前运算阶段（2～7岁）**：这个阶段的孩子开始理解具体的物理概念，并用图像和语言来表征世界；
   - **具体运算阶段（7～11岁）**：这个阶段的孩子能够以合乎逻辑的方式思考，主要是关于具体对象的；
   - **形式运算阶段（11岁以后）**：这是心智发展的最后阶段，这个阶段的人可以思考抽象的东西。

2. 进化使我们倾向于特定的行为，而经验让我们做出选择。
3. 人类被视为"高等"动物，本能被进化抹去，被理性思维所支配，但学习和推理恰恰也是我们的本能。

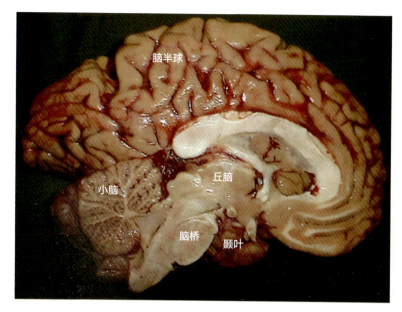

彩插 1　脑的矢状面

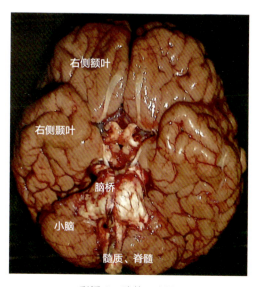

彩插 2　脑的下表面

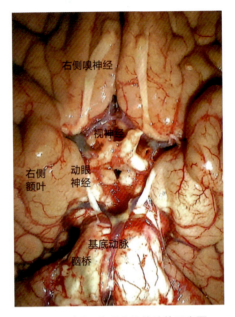

彩插3 近距离观察脑的脑的下表面

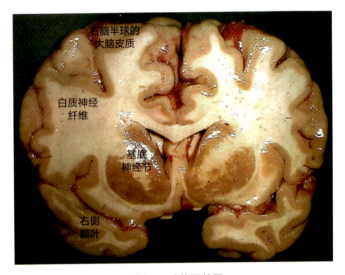

彩插4 脑的冠状面

彩插 5～14 均为功能性磁共振成像的扫描图。

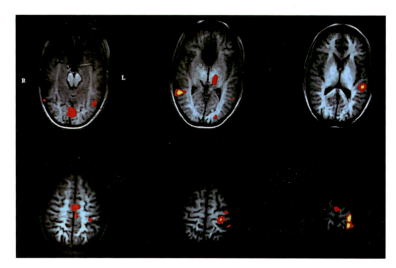

彩插 5　在特定情况下，按下按钮激活的脑区

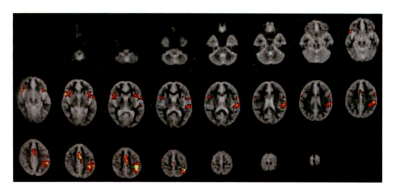

彩插 6　移动右侧手臂激活的脑区

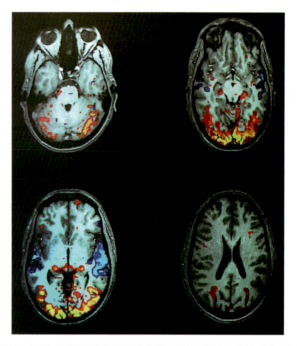

彩插 7　人在同时经历音频刺激和视觉刺激时激活的脑区（横切面）

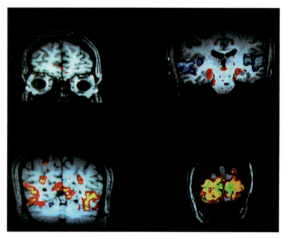

彩插 8　人在同时经历音频刺激和视觉刺激时激活的脑区（冠状面）

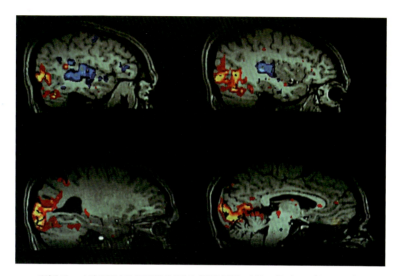

**彩插 9　人在同时经历音频刺激和视觉刺激时激活的脑区（矢状面）**

彩插 7~9 的功能性磁共振成像扫描图像显示，同时受到音频刺激（蓝色）和视觉刺激（红色/黄色）的人的脑区被激活。

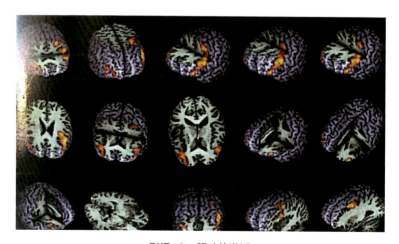

彩插 10　额叶的激活

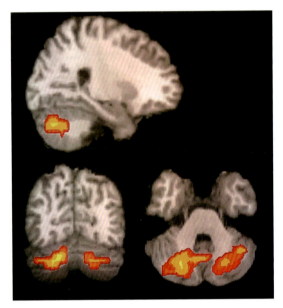

彩插 11　手眼协调活动期间，小脑被激活

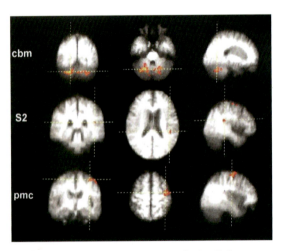

彩插 12　卒中后负责手部功能的脑区的情况

人卒中后，逐渐康复的人手部动能的改善，与图中呈现的脑部有色区域活动的增加有关。

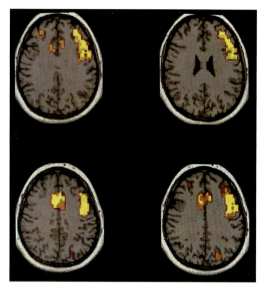

彩插 13　被试被要求列出以特定字母开头的单词时被激活的脑区

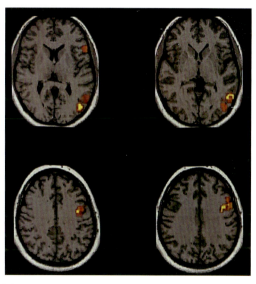

彩插 14　向被试呈现动物图片并要求其对动物命名时,被试被激活的脑区

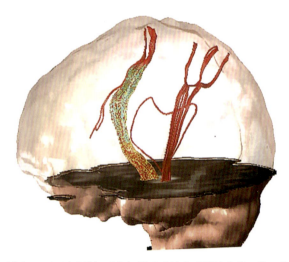

彩插 15　通过磁共振成像扫描重建的皮质脊髓束的三维图像

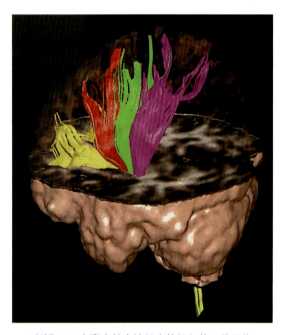

彩插 16　内囊中单个神经束的组织的三维图像

# 08

## 意识：
## 人之存在的终极奥秘

意识是从哪里产生的？
意识与经验是什么关系？
我们为什么要有意识？
量子物理学可以解释意识的存在吗？
我们能够对意识进行测量吗？

> 脑：我们用来思考我们如何思考的器官。
>
> ——安布罗斯·比尔斯（Ambrose Bierce）

> 五种感觉；一种无可奈何的抽象智慧；一种偶然的选择性记忆；一系列先入为主的概念和假设，我永远无法审视哪怕其中一小部分，更不能意识到它们的全部。这样一个器官能让多少东西成为现实？
>
> ——C.S. 路易斯（C.S. Lewis）

在谈论意识时，我们不可避免地会进入一个充满混乱定义和哲学意味的雷区，归根结底，这是因为在大多数情况下，每个人都认为自己知道"意识"是什么意思，但要让他们解释其含义就难了。

意识，可以用来表示觉醒或觉醒状态。众所周知，我们睡着的时候会做梦，而当醒着的时候，我们会经历很多没有经历过的事情。因此，就目的而言，觉醒状态不同于意识。有些人用意识来表示自我认知（self-awareness），但这个定义太狭隘了。意识还被用来表示心智（mind），但心智有许多方面是无意识的。因此，意识对很多人来说有很多定义，所以我们需要先把要讨论的东西弄清楚。在本章中，我们将使用意识最常见的定义——"我们所经历的"，这包括我们的内在状态和对外部世界的体验。

## 意识是在哪里产生的

我们能指出意识发生的部位吗？意识有结构吗？为了找到问题的答案，发展出了好几种学派。

第一种观点是，大多数人会本能地说，脑是产生意识的结构，最初的哲学家、还原论者和唯物主义者也认为如此。这些哲学学说认为，意识产生于神经冲动发生的部位。我们知道，意识是脑的生理功能，因为影响脑的事物也会影响意识，所以脑是处理神经信号的部位，自然是意识产生的部位。因此，要了解思想，就需要了解脑。

第二种观点是二元论。17世纪，法国哲学家笛卡尔提出，世界由两部分组成：在空间中占有位置的物质成分和有意识但不存在或没有位置的思维成分。在这一理论中，我们不能说意识产生自何处，因为它在物质世界中没有位置；但我们可以说，意识产生于外部物质世界和意识思维世界之间。最可能出现这种情况的部位是脑，但我们无法肯定。

第三种观点是反射观点，由当代哲学家马克斯·维曼斯（Max Velmans）提出。他曾表示，手指上的疼痛不能说它产生于脑。虽然神经在脑的某个特定部位活动可能是感觉疼痛过程的一部分，但实际上疼痛是在受伤的部位感觉到的，而不是在脑。同样，当我们看或听时，我们拥有的体验是关于外部世界的，而不是关于脑的。我们的经验是关于我们身体之外的事件的，所以意识存在于一个模糊的、没有明确定义的地方，但它不同于二元论的观点，它有位置。

关于意识的这三种观点，从哲学角度来看都很重要，但从神经病理学的角度来看，是否存在一种结构对意识有特定的、可预测的影响才是重点。脑显然具有这些特性，因此，对神经病理学家来说，意识是在脑的基质中产生的。因此，大多数神经病理学家都属于还原论者或唯物主义者。

## 【笛卡尔】

笛卡尔是一位哲学巨匠，他的方法论包括"夸张的怀疑"。在试图了解世界的真相时，他的方法是拒绝任何可以怀疑的东西。因此只有两件真正存在的事物：怀疑和怀疑论者（笛卡尔本人）。由此，他试图重建知识，绝不允许怀疑潜入。他认为自己必须具有思考的特征，而这种思考的事物（思想）必须与身体完全不同。他之所以得出这一结论，是因为他认为思想有身体没有的特性。思想的存在不可能被怀疑，因为它必须存在才能被怀疑，身体的存在则可以被怀疑。

## 经验：意识的基本单元

到目前为止，我们已经讨论了意识的一个方面，即它是由哪一结构负责的，此外还有两个重要方面。第一，脑的客观功能，即允许我们对外部和内部世界做出反应的生理过程。第二，也是真正的谜题，即这一生理过程如何引发主观体验？如我们怎么知道蓝色应该是什么样的，或我们怎么知道柔软是什么感觉。脑的客观功能就像一个正确识别色彩的神经网络，但这与感受色彩的主观体验完全不同。我们可以理解导致计算机正确识别色彩的电子回路，但大多数人不相信计算机能够体验色彩。即使了解识别色彩的神经回路，我们也不一定知道自己为什么会以特定的方式体验色彩。

为了说明识别色彩和体验色彩之间的区别，哲学家弗兰克·杰克逊（Frank Jackson）提出了一个思想实验：

想象一下，在 23 世纪，一位名叫玛丽的神经科学家是世界上研究色彩视觉的权威。她知道不同波长的光如何对应不同的色彩，她了解眼球的功能、连接眼球和脑的神经以及所有对色彩有反应的神经回路。但玛丽住在一个黑白相间的房间里，穿着黑白相间的套装，从来没有见过彩色的物体。换句话说，她从未体验过色彩。这意味着，无论多么了解识别色彩的神经回路，她都不会有那种主观体验。这就是意识的两个方面的区别。一方面，我们拥有可以让意识产生的脑和神经回路；另一方面，我们有一些可能是生理性的、由神经回路产生主观体验的过程。

当然，我们可以质疑这个思想实验，因为黑白也是色彩，而玛丽能够体验黑白两种色彩。而且，作为一个人，她可能天生就会用任何能提供意识体验的东西来体验色彩。然而，这一实验也说明了自动电路和主观体验之间的区别。

实际上，我们甚至不清楚自己为什么需要有意识。正如澳大利亚国立大学的大卫·查默斯（David Chalmers）所言：

> 事实上，没有人知道这些物理过程为什么会伴随着意识体验。当我们的脑处理特定波长的光时，为什么我们会有深紫色的体验？为什么我们有体验？无意识的机器能不能执行相同的任务？这是些我们想要用一种意识理论来回答的问题。

由此，我们认识到理解意识问题所面临的困难。大卫·查默斯用哲学概念上的"僵尸"来说明他的论点。他说的僵尸指的是外表和行为表现都像人类一样的存在，这是仅就其功能方面而言的。僵尸对世界没有意识体验，但会对环境、自身和他人做出反应，就好像有意识一样。如果受到质疑，它会像人类一样做出反应，并报告自己有信念，比如知道车停在车道上。僵尸世界的概念在逻辑上是一致的，查默斯用它来论证意识存在"简单"与"困难"两种问题。简单问题是解释功能，困难问题是定性体验。

丹尼尔·丹尼特（Daniel Dennett）①则持有几乎完全相反的观点。他认为，如果有这样的存在，那将是有意识的，且能体验世界。他采取了一种功能性的观点，并强烈反对笛卡尔所提出的观点，即大脑中独立的、内置的、具有观察力的意识（一个内在小人）在观察世界和行为。他提出了一种"多重草案"意识模型，脑的各组成部分不断地编辑并在同时解释感官数据。这种情况会在一秒内发生，在脑的不同部位同时发生，在此期间，脑的任何特殊部位都可能编辑或改变信息。在任何特定时间，我们都无法意识到这些多次被编辑的感官输入，但在任何指定时间点，"成功"的叙述都会进入意识。尽管有多重叙述，但我们对"自我"有单一的认知，因为我们有一个内置的"自我"定义系统，它会告诉我们是谁。我们的"自我"是从这些多重叙事中分离出来的叙事。成功的叙述就是意识。

## 我们为什么要有意识

如果采取查默斯的观点，那么，有意识的存在而非无意识机器人去执行任务的概念才是真正的谜。为什么我们要有意识？圣迭戈神经科学研究所的伯纳德·J.巴尔斯（Bernard J. Baars）认为，意

---

① 世界著名认知科学家，全球50位最具影响力的健在的科学家之一。其著作《直觉泵和其他思考工具》融通计算机科学、心理学、神经科学、语言学和人工智能，为我们提供了各种好用的思考工具。该书已由湛庐文化引进，由浙江教育出版社于2018年10月出版。——编者注

识是一个全脑工作空间,就像一块黑板,不同的潜意识处理器可以在黑板上向脑的其他部分提供信息。只有丰富且一致的信息才能进入这个工作空间,继而进入意识。

生物学家达西·汤普森(D'Arcy Thompson)指出,自然界并非一切都是为自身而设计的。例如,如果我们想建造一个有拱形支撑屋顶的房间,那么屋顶之间必须有空间。这是三维宇宙中拱的性质。它们之间的空间并非被设计出来的,而是以那种方式支撑屋顶的结果。我们可以利用它,如挂一幅画或涂上色彩,但空间不是为了这个目的而存在的。如果没有这些空间,我们将无法建造一个拱形支撑的屋顶——在客观上这是不可能的。可能意识也是类似的东西。在没有产生主观体验的情况下,不可能存在一个具有反馈回路及输入和输出的脑,还被设计用来学习识别模式及与世界互动。试图这样做而不产生意识是不可能的,因为神经网络是通过与世界的互动来学习的。当我们看到一种色彩、一个物体或者听到一个词,这些事物就有了意义。而计算机这么做则不会赋予其意义,只会做出反应。意义不是来自定义的网络,而是来自与世界的互动和学习,这种学习方式只有神经网络才能做到。

根据这一定义,一台能从经验中学习的计算机与一台被设定为报告其发现的机器是不同的。它从周围世界中提取意义,并且可能是有意识的。机器人技术的最新进展是正在产生足球机器人团队,这些机器人可以从经验中学习,它们可能是真正具有意识的机器的先驱。它们的后代可能是种族主义者、性别歧视者、懒人、慷慨之人或善良之人，并且具有我们所认为的有意识生物所有的特征，因为它们将拥有能够用来进行模式识别和学习的电子回路，其目的是对世界进行归类，并从经验中产生意义。

如今，许多神经科学家认为，意识是脑的一种新兴属性，是一种无法通过部分知识进行解释和预测的属性。换句话说，其系统具有构成组件所不具有的属性。群体行为就是一个常见的例子：墨西哥浪潮是自发产生的，但是如果我们之前从未见过墨西哥浪潮，那么了解浪潮中的所有人并不能帮助我们预测墨西哥浪潮的产生。就像浪潮中的人群一样，在群体中活动的神经元很有可能以某种方式发展出一种属性，而那就是意识的神经基础。加州大学伯克利分校的约翰·塞尔是这一观点的坚定支持者，他认为意识不能被削弱，它是一种新兴属性。我们不能通过理解神经元来客观地考虑它，这样做就忽略了意识作为一种主观体验的基本概念。意识是脑的自然过程，就像消化是胃的自然过程一样，但是神经系统和意识之间的联系是一种因果关系，不依赖于事件。胃中消化液的释放可以诱发消化的产生；脑则有一种重力般的效应，这种效应并非一个事件，而是像对物体表面施加压力会产生影响一样。脑等同于意识的产生，这种特性来自其神经元彼此之间的连接。

然而，并不是所有的科学家都相信这一点。物理学家罗杰·彭罗斯（Roger Penrose）认为，意识具有无法用经典物理定律的大型结构（神经元）来解释的特性。产生意识的脑结构必须遵守量子物理的规则，因为这些规则本质上具有不可预测性。这意味着，唯一具有产生意识必要属性的结构是微管——神经元骨架的一部分。我们将花一点时间讨论彭罗斯的想法，因为这对该领域产生了巨大的影响，许多重要的神经科学家和人工智能研究人员提出了强烈反对。彭罗斯质疑大多数神经科学家和普通人深信的基本信条——神经元是脑的思维组成部分。

## 量子物理学与意识

要理解为什么量子物理学可能与意识有关，我们需要学习一种数学概念——哥德尔定理，并了解一点量子理论。虽然这听起来很吓人，但我们需要的只是一些想法，而不是证明，所以希望它不会太让人生畏。

### 哥德尔不完全性定理：我们不可能知道一切

哥德尔指出，用任何遵循规则的符号系统都不可能完全描述世界。这意味着，口语或书面语、数学、音乐、物理、计算以及任何其他系统，将永远不可能对宇宙进行完整的描述。总有一些无法解释的矛盾和陈述无法得到证明，即使我们知道它们是真的也一样。因此，任何形式的知识都不可能完整。

为了证明这一点，哥德尔提出了以下两个句子的数学等价物：

1. 下面这句话是真的。
2. 上面那句话是假的。

经过片刻沉思,我们可发现这是一个悖论,因为如果我们相信句子 2(必须通过句子 1),那么句子 1 必须是假的;如果我们不再需要相信句子 2,那这意味着句子 1 首先得是真的,以此类推。哥德尔能够证明,这种悖论存在于任何使用规则的系统中,比如数学、计算或语言。人类通过符号来思考世界,如以语言的形式,所以哥德尔的思想应该同样适用于我们。这就是罗杰·彭罗斯的论点的出发点。

罗杰·彭罗斯认为,哥德尔的思想并不适用于意识思维,因为它只适用于遵循规则来操纵符号的系统,如数学或语言,而意识并不遵循规则。他认为,任何遵循规则来解决问题的计算机都无法产生数学。如果可能的话,我们应该能够设计出一种计算机,让它大量制造现存的所有数学证明,从而孕育出新的数学思想。要想产生原创的想法,就必须超越遵循规则的系统。既然我们有原创的想法,那就必须是不遵循规则的系统,因此脑必须超越传统的计算机。意识是不可计算的。神经元和神经网络可以以计算机或者以电线和电路为模型,并连接在一起,但它们仍然服从于计算法则。彭罗斯的论点则说明,无论网络多么复杂,计算机多么先进,它们永远不会产生意识。它们总是受哥德尔定理影响。人工智能没有办法制造,这也意味着神经元及其连接不会产生思考和意识,因为它们可以被完全精确地建模,如果这台计算机足够强大的话。那么,为什么彭罗斯认为微管负责意识呢？为了理解这一点，我们需要了解一点量子理论的知识。

**量子理论：微观的疯狂**

早期的物理学家认为光是一种波。波不能单独存在，它们需要一种媒介来进行传播。例如，声波在空气中传播，潮汐波在水中传播。据说光在"以太"（ether）中传播，以太是一种弥漫在空间中的物质，同时也是一种媒介，通过这种媒介，重力和其他负责"远距离作用"的力量得以传播。在一系列重复了多年的著名实验中，物理学家迈克尔逊（Michelson）和莫雷（Morley）发现，以太并不存在。之后，爱因斯坦发现了一组有趣的定律，这些定律构成了相对论，并不支持以太的存在。这一理论有一些反直觉预测。比如，它预测物体移动速度有一个上限：没有什么能超越光速。再比如，对于接近光速的人来说，时间会以不同的速度流逝。例如，一对双胞胎中的一人乘坐宇宙飞船，经过几个星期的宇宙飞船时间后，再快速地返回地球，回来时发现，双胞胎中的另一人已经变老，因为对地球时间来说，宇宙飞船已经离开了很多年。另外，这个理论也意味着，光可以具有经典物理中粒子的性质（传播不需要介质），也可以具有经典物理中波的性质（遵循平方反比定律①，具有电磁波性质）。爱因斯坦的预言已经在许多场合得到验证，到目前为止，

---

① 物理学定律，又称反平方定律、逆平方定律，指物体或粒子的作用强度随距离的平方而线性衰减。

我们的观察结果与他的预言一致。相对论解释了在宏观上宇宙是如何运行的，但它没有解释原子或亚原子粒子的行为。为了解释光是粒子还是波的问题，其他物理学家提出了量子理论。

量子理论的基础是，可测量的事物是唯一重要的。如果一棵树倒在森林里，没有人听到它倒下，那它发出声音了吗？在量子物理学中，答案并不简单。如果有些东西无法测量，那么我们就无从知晓。如果我们能测量它，那么我们唯一所知道的就是我们测量过的东西。除非这棵树倒下的声音以某种方式被记录下来，无论是在记忆中还是在机器上，否则就不能说它发出来了。此外，我们测量的确定性是真实的。例如，我们不能确定真空真是空的空间，因为空间越大，就越难以确定单个原子是否逃脱了我们的注意。对量子物理学来说，因为测量是真实的，所以真空中充满了虚拟粒子，它们的存在非常短暂，我们无法确定它们是否存在，然后在我们注意到它们之前再次消失。

这一理论的第一个主要结果是海森堡提出的不确定性原理，通俗地讲就是，对某些属性对来说，更确定的一种属性会让我们对另一种属性不那么确定，因为一次只能测量其中一种属性，而测量会破坏另一种属性。例如，我们不能同时知道电子的位置和速度。为了测量速度，我们必须将粒子从电子上反弹以"看到"它，但这需要移动它。所以当我们测量时，就不知道它在哪里了。而为了找到它的位置，我们需要让它与某物发生碰撞，但这又会破坏它移动速度的信息。

第二个主要结果是，对于某些事物，我们测量属性的方法会影响它们的属性。这就是我们要找的东西。在这个世界模型中，光既是粒子又是波，它的行为取决于被测量的方式，即光具有波粒二象性：如果我们需要一种波，它就能像一种波；如果我们需要一个粒子，它就能像一个粒子。

物理学家解决这些问题的方法是说多种可能性同时为真。如果一个粒子可以在任何时间处于几种可能的位置之一，那么实际上它同时处于所有的位置，直到被测量到，但它在任何特定位置的概率会影响测量时找到它的可能性。一个东西如果既可以是波又可以是粒子，那么它实际上两者都是，直到被测量到。事物以概率的形式存在，只有通过测量才能确定。通过有意识的存在观察某物，可以将其状态从不确定变为确定。就像相对论一样，到目前为止，量子物理学对世界的疯狂预测都被证明是正确的。

---

## 【薛丁谔的猫】

1935年，物理学家欧文·薛定谔（Erwin Schrödinger）提出了一个著名的思想实验，现被称为薛定谔的猫。量子物理学认为物体存在于所有可能的状态中，直到被有意识的观察者观察到。例如，一个电子同时处于原子核周围的任何一个可能的位置（状态叠加），但一旦被观察到，它的性质就会变得真实和固定（波函数坍缩）。

薛定谔接受量子物理规则适用于小粒子，比如单个原子，但他不能接受它适用于由许多原子组成的经典物体。为了证明这一想法有多么荒谬，他的思想实验描述了一只猫，这只猫被锁在一个铅制的盒子里，里面装着一个与毒瓶相连的放射性原子。只要原子发生衰变，毒药就会释放，猫就会死。量子物理定律说明，我们不知道原子是否发生衰变，直到我们打开盒子对猫进行检查。这意味着，在我们打开盒子之前，原子同时存在两种状态。因为猫的命运直接与原子的命运联系在一起，猫既活着又死了，这显然是一种荒谬的结论。

关于量子物理学的许多疯狂预测已被证明是正确的，且在 2000 年，纽约州立大学的科学家表明，大量原子可能存在薛定谔的猫的状态。

## 【意识测试】

在薛定谔的实验中，猫可以被看作一个有意识的观察者，从而瓦解量子场，并解决了这一悖论。我们可以基于这一想法设计一个思维实验——意识测试。可以通过测试对象（猫）来建立和观察系统。这个结果可以被另一个意识存在（我们）观察到。如果实验设计正确，那么第一次观测导致量子态崩溃，可能会产生一种结果；第二次观测导致量子态崩溃，则可能会产生另一种结果。这样，我们就能知道第一个观察者是否真的有意识。

现代的量子理论将所有的能量都看作信息，而将所有的物质都看作计算信息的方式。任何一种简单的测量（不管被测者是否有意识）都足以摧毁量子场，因此这种对意识的测试看来是行不通的。

---

问题在于，在某些情况下（迄今为止还不可测试），量子理论和相对论对相同的事物（如引力）得出了不同的预测，因此很可能需要修改其中一种理论。罗杰·彭罗斯正是把对重力的量子理论解读作为其解释意识的基础，因为，量子物理学处理概率而非确定性，量子粒子在坍缩成确定状态之前具有不可计算的意识属性。量子理论只描述微观粒子，而神经元太大，所以不能作为理解意识的基础。微管具有多种属性，因此可以成为量子效应的可能来源。它们内部存在一种球状蛋白质——微管蛋白，被堆积成圆柱形排列，并被构建成长长的空心管。这些微管延长了神经元的长度，数量也远超神经元。因为微管不能整齐地排列成管状结构，所以微管蛋白在任何微管中都可能有许多不同的排列方式。这就意味着微管同时存在于所有可能的状态中。随着状态数的增加，这些状态中质量和能量的差异达到了重力意义上的显著水平（因此很容易测量），进而导致它们坍缩到一种确定状态。这个过程是有意识思考的直接诱因，就像决定喝水或穿黑色裤子一样。彭罗斯认为这是一种计算形式，但没有经典计算机的性

质，因此不仅超出了哥德尔定理，而且具有意识所需的性质。作为微管是意识来源的进一步证据，彭罗斯认为，单细胞生物显然没有神经系统，但它们能做出决定，看起来像是在学习，所以它们含有微管。

罗杰·彭罗斯的论点既大胆又引人入胜，尤其是因为他是物理学家，而非神经病理学家，因此许多人反对他"谈论他领域之外的事情"。一方面，大多数神经科学家很难相信神经元不是意识的基础；另一方面，阿尔茨海默病患者保留了许多神经元，但微管会崩溃。所以，即使是神经病理学家也不得不承认事情并非显而易见的。最后，问题来了：我们是否真的比高度复杂的神经网络更复杂？这在近期不太可能找到确定答案。

---

## 【关于意识的隐含假设】

当思考"意识意味着什么"时，我们通常会做出一些假设。例如，我们可以假设意识必须在熟悉的时间维度上进行。我们没有证据证明这一点。但如果忽视这一点，树木就可能有意识，因为它们虽然没有神经，但它们确实有一个可以传导有机体（木质部和韧皮部）周围的信息的系统。它们可能像运行缓慢的神经元一样在发挥作用。

另一个假设是，神经系统的特定大小和复杂性是必需的。虽然我们可能认为有证据证明这一点，但我们确实只对神经系统做了研究。软体动物的神经系统有多复杂呢？洪堡乌贼能够以复杂的图案和颜色发光，显然那时它们是在交流。被捕获时，它们的行为从平静变为具有高度侵略性，并与同类相食。它们通常会遭到其他洪堡乌贼的攻击，被斩首或被活活吃掉。如果我们假设这是一种简单的闪着颜色的软体动物，对一种温和动物来说，这一行为很奇怪。如果我们假设它是一种复杂的、有意识的、会交流的生物，那么这种行为可能是其他洪堡乌贼对一只被捕获的处于痛苦和绝望中的乌贼"尽快干掉我"这一请求的回应。就目前对意识的认识而言，我们认为像洪堡乌贼这样的动物不可能有能力进行复杂的交流，也不可能拥有我们所拥有的意识。

---

由此看来，意识可能是一个不存在的问题，或许永远无法解决，又或许可以通过模仿神经元的计算机来解决；也可能意识只是一种微观的属性，它是什么取决于我们相信谁。

## 章末总结

1. **意识的两个方面的区别：**一方面，我们有可以让意识产生的脑和神经回路；另一方面，我们有一些可能是生理性的，从这些神经回路中产生主观体验的过程。
2. 意识不是来自定义的网络，而是来自与世界的互动和学习，而这种学习方式只有神经网络才能做到。
3. 意识可能是一个不存在的问题，或许永远无法解决，又或许可以通过模仿神经元的计算机来解决；也可能意识只是一种微观的属性，它是什么取决于我们相信谁。无论如何，我们可以惊叹于能够思考它。

# 09

## 记忆：
## 过去存在的意义

记忆有哪些不同的类型？
额叶受损会对记忆产生什么影响？
专注于某件事会让回忆变得更容易吗？
年轻人的记忆力真的比老年人好吗？
如何改善老年人的记忆力？

> 为什么我们能记住发生在自己身上的微不足道的小事，却不记得已经多次把某件事告诉同一个人？
>
> ——弗朗索瓦·德·拉罗什福科
> （Francois de La Rochefoucauld）

> 如果你想要忘记某件事，它就会成为你记得最牢的事。
>
> ——蒙田

## 记忆的类型

正如感觉像是一种单一的体验，却由不同类型的感受组成一样，记忆也非单一的实体，而是涉及复杂的心理过程，所有相关的心理过程都可以通过科学研究进行分离。接下来，我们将分别介绍感觉记忆、短时记忆和长时记忆。

**感觉记忆**

记忆最简单的划分是短时记忆和长时记忆，但大多数的神经病理学家认为还存在第三种记忆类型：感觉记忆。进入意识并存储在短时记忆之前，所有通过感觉系统接收的信息都通过感觉记忆存储起来。感觉记忆可以在任何时候储存所接收到的大量信息，但仅储存 1/3 秒。如果我们不加以关注，这些信息就不会传递到短时记忆中。

## 短时记忆

短时记忆只持续几秒钟，在信息被整合到长时记忆之前，短时记忆可作为临时储存点。短时记忆每 20 秒大约可储存 7 个不同的信息片段，一次可保存几分钟。无论信息多么复杂，如果能将信息编码为一个概念，大量的信息也可以被看作一个组块，就像一个带有字符的电话号码总比一长串单个数字更容易被人记住。神经病理学家通过让人们正数或倒数一系列随机的数字来测试人们的短时记忆，大多数人正数能记得 7 个数字，倒数能记得 4 个。

短时记忆又可以分为 3 种记忆类型：图像记忆（存储视觉信息）、听觉记忆（存储声音信息）、工作记忆（存储我们需要记得的事情，如重复电话号码或进行心算，求和时需要记住某些数字）。

各种短时记忆信息储存在额叶皮质，当前额皮质受到损伤或被肿瘤侵蚀时，人的短时记忆就会永久消失。在实验室中，我们可以在颅骨前部放置一个磁性装置，使前额皮质神经发生去极化，来模拟这一过程。

患有短时记忆障碍的人仍然可以运用长时记忆，但由于短时记忆是为即将到来的情境所需做准备的,所以他们可能看上去很健忘。这是因为,他们从长时记忆中回忆或者提取信息的能力较差。

## 长时记忆

将信息从短时记忆转化成长时记忆很复杂。信息在短时记忆中储存多长时间并不重要,而信息转化需要一定程度上的情感和理性的解读或减少其复杂性。这种转化过程就是学习,它需要将信息从电荷转为生化反应和生理变化。

学到的信息如果不能被回忆,这些信息就毫无意义。长时记忆的另一个要求就是回忆信息。一般认为,长时记忆由两个不同的部分构成:外显记忆(有意识地回忆信息)和内隐记忆(无意识的情况下回忆信息,但会影响人的反应和能力)。

外显记忆由个人经历的记忆和一系列与事实相关的记忆(语义记忆)组成。个人经历的记忆有时被称为情景记忆,因为我们记得当时的情景。例如,某天我们在学校学到伦敦是英国的首都。我们记得当天做了什么,并学到伦敦是英国的首都,这些都是情景记忆,因为这是有意识地回忆个人经历。缺乏情景记忆通常是阿尔兹海默病的主要特征之一。如果有人问英国的首都是哪里,我们不一定能回忆起学习的经历,但却知道伦敦是英国的首都。这就是语义记忆。

骑自行车就是一个内隐记忆的例子。我们不会精确地记得骑自行车的程序，只知道怎么骑。另一个内隐记忆的例子是条件反射，比如电影开场前我们会感到兴奋。

## 记忆的神经回路和储存地址

1957年，一份医学报告描述了一位严重的、无法自控的癫痫患者，他的双侧海马和杏仁核在最后一次手术中都被切除了，因此，他失去了所有的情景性长时记忆。27年后，第二份医学报告表明，他失去的记忆并没有得到恢复。还有一些类似于这样结果的报道。现在我们知道，记忆有两条重要的神经回路。第一条是基本的记忆模板，包括海马、神经输出连接（穹窿）、丘脑前部和部分边缘皮质。这一系统整合了记忆的时间脉络，所以我们知道什么时候发生了什么事情，到现在花了多少时间等。第二条则将情感整合到记忆中，包括杏仁核、丘脑上部和中部以及前额叶皮质。没有这些脑区，就不可能记住一件事的情感意义了。正因为有第二条神经回路，我们能记住某时间段里与个人经历有关的感受。

海马的角色与地址簿或邮政编码系统类似，它为各类长时记忆提供服务，尽管语义（事实）记忆也可以使用其他神经回路。这些"地址"既可以作为标签来编码记忆，也可以在日后通过相同的"地址"来进行回忆。存储"地址"不是任意附加到新的信息中，相反，记忆是被纳入已存的知识中。通常,对右利手的人来说,左侧海马处理语言记忆,右侧海马负责视觉空间和音乐记忆。

构成这些记忆神经回路的脑结构非常复杂,而且也容易受到损伤。心脏骤停后产生的健忘就是一个典型例子——这是海马的神经元大范围受损的结果。心脏在停止跳动的过程中,到达脑的氧气水平很低,继而导致了顺行性遗忘,尽管脑受损前的记忆被保留了下来,但无法建立新记忆。如果海马的更多区域和内侧颞叶脑区受损,相应地,情景记忆障碍就会更严重。尽管早期的记忆比近期的记忆保存得更好,但过去的记忆受损仍然严重,这叫记忆的时间梯度。即便颞叶的其余部分较为完整,但如果损伤发生在穹窿(海马的主要输出路线),那么记忆的丧失也将会是永久性的。

## 当你的记忆迷了路

### 额叶受损和时间顺序的丧失

额叶受损会导致人对各种记忆事件的组织障碍,因为额叶与计划、注意力和专注相关。对额叶受损的人来说,不仅建立新的记忆变得困难,还会对记忆和时间的关系感到混乱。在与额叶受损的人交谈时,你会觉得他们好像认为自己已去逝的父亲还在世;但当谈话接近尾声时,他们会聊到参加父亲的葬礼并且提到父亲死于早年——他们注意不到谈话中的逻辑问题。伴随着时间顺序的丧失,个人记忆的感觉或"知道自己知道什么"的感觉也随之丧失。倾听者需要非常有耐心，因为额叶受损的人不知道自己对事件的记忆有错误，而事实上，他们的记忆确实存在问题。

最典型的额叶或前额叶连接功能丧失是虚谈症，通常在因滥用酒精而导致记忆丧失的人群中最常见。患有这种疾病的人会编造出明显虚假的故事或答案，并且说故事或答案是真的。病因可能与多方面有关，如情景记忆丧失、记忆的时间顺序错乱。这些人会检查自己说了什么，并将所说内容与情景记忆进行比较，因此很容易将记忆事件的碎片和想象相混淆。当内侧额叶受损或失去连接时，虚谈症更容易出现。

**记忆丧失和酒精**

无论短时记忆还是长时记忆，酒精都会对其产生较大的影响。如前一天酗酒会导致记忆力丧失，这种丧失也可能是长期的。酒精会导致一个严重的问题——威尔尼克脑病，大量或过量饮酒会导致饮食中维生素 $B_1$ 缺乏；其他原因引起的营养问题也会导致相同的状况发生，如长期晨吐。患者可能会出现动作不协调和眼动问题，即使接受了治疗，仍有 20% 的患者可能会死亡。而存活下来的人可能会患上科萨科夫综合征（也称健忘综合征），该疾病的特点是患者有严重的短时记忆和长时记忆问题，他们无法产生新的记忆，并且很难回忆起患病前几年发生的事情。尽管在其他方面非常警觉且有意识，但是他们不知道把时间花在何时何地。当脑试图填补不存在的空白时，他们也可能会产生虚谈症。

## 我们为什么能记住各种事实

语义（基于事实的）记忆和情景记忆共用相同的脑回路，因此对事实来说，存在着与之关联的时间和情感背景。语义记忆还存储在其他的脑回路中，这意味着它可以深入到我们的知识体系中。一旦语义记忆嵌入其中，即使没有负责情绪加工的脑回路参与，我们也可以进行回忆，从而有别于情景记忆。负责语义记忆的区域广泛分布在整个大脑皮质，并且有各自的分类。例如，左颞叶的外侧部分是储存名词和生物名称的主要区域。在每个存储区域，某些类型的记忆可能比其他类型的记忆更容易受到损害。例如，如果脑的语言区域受损，双语者可能会失去其第二语言，而不是第一语言。如果是只会说一种语言的人，叫出与其一起运动的人的名字会比叫出与其一起工作的人的名字更难。一些非常具体的类型也可能会受到影响，如忘记四条腿动物的名字，但是能记得两条腿动物的名字，也就是说不出狮子的名字，但能说出袋鼠的名字。

脑中与技能学习的内隐记忆有关的区域是基底神经节和小脑。尽管人可以意识到完成技能的欲望，但是技能本身并非有意识地获得的。事实上，专注于动作会让回忆变得更糟。例如，高尔夫球手会更多地思考如何打一个特殊的进球，而非"击球吧！"；如果音乐家思考如何弹奏，他们就可能想不起来如何演奏一首曲子。有趣的是，技能也许以短序列的记忆形式储存，但是很难从序列的中段进行回忆，就像一个人熟记了一段音乐，却只能从某段的开头演奏一样。

我们经常会听到记忆失败的戏剧性例子。比如一名外科医生在做心脏搭桥手术时突然忘记了自己在做什么，在哪里，为什么要做这起手术。幸运的是，经验丰富的资深手术室护士能告诉医生下一步该做什么，直到手术完成。类似的事件经常发生且引人注目，因为受影响的人保留了所有的内隐记忆，所以他们仍旧能熟练地完成手术；他们保留了先前的情景记忆，所以知道自己是谁。他们失去的是储存或回忆新情景记忆的能力，他们因此困惑、焦虑和绝望地重复着同样的问题："我在哪里？""我为什么会在这里？"短暂性完全性遗忘症发作可能是由脑电波干扰引起的，类似于癫痫发作后的行为或脑卒中导致的结果。

更常见的是，记忆问题会悄悄浮现在我们身上。造成记忆明显受损的最普遍原因，是对记忆缺乏适当的照顾。这一点看上去似乎无关紧要，但这是产生巨大压力的原因，且在老年人中比较普遍。20世纪90年代初，谢菲尔德大学的詹妮弗·戴（Jennifer Day）进行了首次研究。她让两组被试进行记忆测试。第一组被试的年龄在18～25岁，第二组超过65岁，两组被试都有着相似的教育背景。测试要求他们记住放置在10×10网格上的18个物体的位置。一旦被试确定他们观看物体的时间足够久后，物体就会被移走。然后他们需要将物体重新放回原来的位置上。正如我们所预料的那样，年轻组的表现比老年组好得多。然而，关键的一点是，实验对象可以自己决定何时已看了足够久的时间来记忆物体。年轻组平均花了一分半钟（某些情况下差不多两分多钟）来记住这些位置，而老年组平均花了 42 秒，有的甚至只花了 25 秒。当硬性要求每个人用相同的时间去记忆这些物体的位置时，两组被试的记忆能力则几乎完全相同。

另一个造成明显记忆障碍的常见原因是抑郁症。通常抑郁症比痴呆恶化得更突然。痴呆患者的病情会上下波动且常与记忆丧失有关。痴呆患者的病情会逐渐恶化，并且经常试图掩盖自己的健忘。

真实记忆丧失最常见的原因是痴呆，且最常见的痴呆类型是由阿尔茨海默病引起的，它会损害边缘系统及额叶、顶叶和颞叶区域。情景记忆有一种隐性遗忘，患者会忘记近期发生的事情，但是早期的记忆会被保存下来。工作记忆不会受到严重影响，因此，阿尔茨海默病患者可以保持独立性，能记得需要记住的事情。伴随记忆问题而来的是人格和行为的变化，时间感和方向感也会出现问题。随着病情的发展，问题越来越多，越来越严重。到最后，无论是近期还是过去的事件，患者都难以记起，他们的语言空洞缺乏意义，并且之前的冷漠、刻板等性格特点也会更加明显。行为和人格特质也可能变得非常执拗，并在忠诚度、照顾者的诚实度或明显的盗窃行为等方面说谎。随着阿尔茨海默病的恶化，患者会变得沉默、一动不动，甚至连最亲近的家人也不认识。

## 一颗聪明药丸：如何改善记忆能力

神经递质乙酰胆碱在记忆回路中扮演着重要的角色，如果给健康的年轻志愿者服用阻断乙酰胆碱的药物，志愿者的短时记忆和情景记忆就会受损，语义记忆、工作记忆和内隐记忆则不受影响。换句话说，他们在学习新事物或回忆经历时会变得困难，但知识和技能不受影响，工作记忆依旧完好无损，所以可以随时重复某些事情或技能。因为这种损害模式与阿尔茨海默病相似，所以提高脑中乙酰胆碱水平的药物被用来治疗该疾病，并且取得了一定的成功。

工作记忆依赖额叶，额叶有大量的神经递质多巴胺受体。使用与多巴胺相似的药物，工作记忆差的人会得到改善，工作记忆好的人则会恶化，所以多巴胺存在一个最佳水平。

目前有充分的证据表明，经常用脑可以预防痴呆。虽然针对特定任务的训练可以防止记忆遗忘，但它对脑和记忆功能没有更广泛的保护作用。

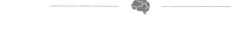

我们的自我意识在很大程度上依赖于记忆。即使在短时记忆受损的人群中，个性也基本不受影响，但我们对"我是谁""我在做什么""我要去哪里"的意识，与学习新信息和回忆旧信息的能力密切相关。

## THE BRAIN
章末总结

1. **感觉记忆**：进入人们的意识并存储在短时记忆之前，所有通过感觉系统接收的信息都通过感觉记忆存储起来。
2. **短时记忆**：只持续几秒钟，在信息被整合到长时记忆之前，短时记忆可作为临时储存点。
   - **图像记忆**：存储视觉信息；
   - **听觉记忆**：存储声音信息；
   - **工作记忆**：存储我们需要记得的任何事情。
3. **长时记忆**：将信息从短时记忆转化为长时记忆很复杂，这种转化过程就是学习。
   - **外显记忆**：有意识地回忆信息；
   - **内隐记忆**：无意识的情况下进行回忆，但影响我们的反应和能力。
4. **记忆存在两条神经回路：**
   - 第一条包括海马神经输出连接（穹隆）、丘脑和前部和部分边缘皮质，这个系统整合了记忆的时间网络，所以我们知道什么时候发生了什么事情，到现在花了多少时间等概念；
   - 第二条包括杏仁核、丘脑上部和中部以及前额皮质，将情感整合到记忆中。

# 10

# 睡眠：
# 脑的就寝时间

我们为什么会做梦？
梦中的情节是随机的还是有组织的？
睡眠对我们有什么作用？
睡眠缺乏会对人产生什么影响？
有哪些常见的睡眠障碍？

> 睡神，全体天神和凡人的主宰，
> 你以前听从我的话，
> 请你现在也听从我的话，答应我的请求，
> 我将永远铭记你的帮助。
>
> ——《伊利亚特》

长久以来，人类对睡眠都很感兴趣，不同文化都试图理解睡眠治愈和提神的本质，以及睡眠与变化莫测的梦之间的联系。古印度哲学著作《奥义书》（*Upanished*）中记载，人类存在四种状态，它们都与睡眠有关：清醒的自我、梦中的自我、深睡而无梦的自我和"非常"的自我（一种超意识）。对中国人来说，睡眠被认为是与宇宙合一的状态。公元前 300 年，哲学家庄子曾说"万物合一"，他认为在睡眠中，人的心灵不受干扰，达到身心合一的状态。人们认为睡眠的神秘本质与治愈有关，因此，助眠的植物被认为非常有价值，不仅可以助眠，而且其本身也带有治愈属性。

大约在公元前 900 年，荷马描述了一位酋长，名叫阿斯克勒庇俄斯（Asclepius），被看作医神。人们来到他的寺庙祈祷，希望他可以在他们睡觉的时候来探望并给予治疗。又过了大约 500 年，一个理性的哲学学派发展起来，人们对睡眠开始有更多的理性思考。阿尔克美昂（Alcmaeon）大约生活在公元前 450 年，他属于希腊最

早的一批医学作家和哲学科学家。他提出，睡眠是由血液从身体表面流入血管导致，当血液再次流回身体时，人们就醒了。他的观点似乎被希波克拉底和亚里士多德采纳和修改了。希波克拉底通过观察睡眠的医学效应提出了睡眠有益或有害的理论。他注意到，一方面，嗜睡和失眠都会令人不悦，生病的人要么睡得很多，要么很累；另一方面，睡眠可以使患者恢复健康。亚里士多德认为，想象是感官感知客体的结果（即使物体不存在），这意味着人类的心智可以形成事物的后像①。在清醒的状态下，我们可以区分真实和想象的事物，但在睡眠状态下，这种能力会消失，这就是为什么我们梦境中可以包含这样的幻想。因此，亚里士多德提出，梦是清醒时经历的产物。

在17世纪，人们将睡眠看作动物精神自我暴露的结果，而到了18世纪，人们则认为睡眠源于为神经提供支持的较差的循环系统。19世纪，人们认为睡眠是由脑缺氧造成的。这些想法，没有一个建立在认真的科学观察之上，因此都经不起时间的考验。

古代药用植物包括罂粟、颠茄和茄属植物。鸦片是从罂粟种子荚中提取的汁液，罂粟的拉丁文是Papaver somniferum，意为"睡眠"，可能至少从6 000年前的苏美尔时代起就被用于治疗失眠。

第一次真正科学意义上对睡眠的观察始于20世纪初，人们在

---

① after-image，一种视觉生理现象，其在视觉刺激停止后的形象感觉不会立即消失，而是逐渐减弱，有一种残留现象。

动物的脊髓液中发现了促进睡眠的物质，不久之后，脑电图直接测量脑电波成为可能。这为我们了解脑功能提供了一个新的视角，也为我们理解生命中最大的谜团打开了一扇门。

## 睡眠的神经机制

目前认为，我们有特定的神经回路来保持清醒，如果这些回路关闭，我们便会睡着。回路中的神经元位于脑干的网状激活系统，来自这一系统的信号进入丘脑，丘脑将这些信号与它接收到的感觉信息结合起来，并将其传递给大脑皮质。该系统利用一种被称为谷氨酸的神经递质，它可以激活神经，因此就像一扇门，允许感觉进入丘脑到达大脑皮质。如果这扇门关闭了，我们对外界就会失去知觉，这就是为什么周围有噪声或在移动时我们也能睡着。下丘脑中还有一个负责控制清醒状态的系统，它是自主神经系统的一部分，负责调节心率、呼吸、出汗和其他自主生理过程，信号从这里沿着脑底部传到大脑皮质。这个系统会利用组胺，所以抗组胺类抗过敏药物会阻止信号传递并导致嗜睡。

这两个系统使我们保持清醒。促进睡眠的神经元和身体产生的化学物质会抑制它们，因此我们通常会慢慢进入睡眠状态，这个过程大约需要20分钟。如果睡眠不足，这个过程可以缩减到几分钟。

当我们醒来时，神经元会以一种有组织但不可预知的方式放电。脑电图可以揭示这一现象，表现为明显随机的、微小的、快速的噪声一样的波。当我们进入睡眠状态，大脑皮质的神经元开始同步，借此，神经元集合同时放电且有大量电活动出现，而不是明显地混乱放电。随着我们睡得越来越熟，这些慢波就会变得越来越突出，这一过程由丘脑控制。丘脑在神经递质血清素的帮助下阻断外界信号，并将大脑皮质上的细胞"锁"在一个重复的循环中。5-羟色胺则会减少活动，使人更容易放松。含有抑制血清素作用的药物会阻止人们的睡眠，如天使粉（五氯苯酚）。如果睡眠受到抑郁的干扰，那么这两种情况都可以通过提升血清素水平来治疗。由于这类睡眠中神经元活动的同步性，因此也被称为同步化睡眠。人们将其分为4个阶段，从第一阶段到第四阶段，代表着越来越深的睡眠状态，其中第一阶段是轻度嗜睡，第四阶段是最深的慢波睡眠。

## 在你睡着之后，脑中会发生什么

刚入睡的一个半小时左右，奇怪的事情发生了：此时的脑电图与清醒时的脑电图几乎没有区别，与此同时，眼球开始在眼皮下快速移动。这就是快速眼动睡眠（rapid eye movement，REM），有些人也把同步化睡眠称为非快速眼动睡眠（non rapid eye movement，NREM）。快速眼动睡眠和非快速眼动睡眠之间有规律的节律波动，整晚每隔60～90分钟就会出现一次，所以整个周期大约发生4～5次。大部分非快速眼动睡眠发生在夜晚的前1/3，大部分的快速眼动睡眠发生在醒来之前的几小时。第一次快速眼动睡眠周期大约只持续 10 分钟，最后一次则大约持续一小时。

那么，快速眼动睡眠从何而来呢？快速眼动睡眠起源于脑干，有两种基本成分，即所谓的"紧张"（tonic）部分和"位相"（phasic）部分。对大多数人而言，这两部分同时发生，但也可以分开发生。紧张信号使肌肉麻痹（除了隔膜和眼睛），并将大脑皮质转换为清醒模式；位相信号则进入丘脑，并被传送到大脑皮质。每一次位相信号爆发都伴随着快速的眼球运动。其他的位相信号爆发偶尔会引起肌肉抽搐并激活自主神经系统，导致呼吸增加、心率改变、瞳孔放大、阴茎勃起及出汗减少。

从快速眼动睡眠中醒来后，85% 的人会说自己刚刚在做梦。大多数人报告自己有视觉体验，约 65% 的人报告有听觉体验，比如音乐。空间体验如坠落、飞行或漂浮较少见，味觉、嗅觉或痛觉等则更罕见。脑的功能性血流变化扫描表明：在做梦时，与行走、跑步和摆动等复杂运动相关的脑区也被激活，但是人们无法活动，因为运动麻痹可以防止意外伤害。紧张型神经回路受损的人或动物不能麻痹自己的肌肉，因而会演示出自己的梦境。目前我们还不清楚，快速眼动睡眠的快速眼动是不是对视觉梦境体验的观察，但是天生失明的人也有快速眼动，这表明事实并非如此。

人们认为，到达大脑皮质的位相信号可以用清醒状态来解释，而这种信号与不连接大脑皮质之间的中断可以理解为梦。经过推测，我们根据过去的经历和当下的焦虑赋予梦境意义。人们目前还不清楚梦的经历是随机的还是有组织的。我们知道，双语者在梦中使用的语言与梦中的环境相适应，比如梦中在英国会使用英语，梦见在德国的过往或德国亲戚就会使用德语。这表明梦中的经历存在于某种系统。梦中的信息处理也包含情感成分，相比于正常清醒状态时，在梦中可以更自由地进行联想。由此看来，梦也许不仅是高度情绪化的，同时也可以作为解决情绪问题的尝试。

做梦也是一种自然的心理活动。大多数的梦都是清晰而连贯的，有现实意义，包含做梦者与他人的详细场景。虽然梦可能显得奇妙或荒谬，但大多时候，梦是关于日常活动和当务之急的。另外，梦的内容会受睡眠场所影响，与实验室相比，在家做的梦更情绪化和个人化，有更多关于性和攻击性的内容。梦发生在快速眼动睡眠和非快速眼动睡眠中，而非快速眼动睡眠阶段的梦的内容通常不像快速眼动睡眠阶段的那样遵循简单的叙述规则。如果睡眠者变得焦虑或不开心，那么梦更有可能发生在快速眼动睡眠这一阶段。

通常，人们把梦看作一种持续的精神活动，当被唤醒时我们就会意识到它的发生，尤其是在快速眼动睡眠中，在非快速眼动睡眠阶段的程度则较轻。梦是一个很难研究的领域，因为很难将清醒意识的影响和梦的意识区分开来。

梦可以影响人们清醒时的状态、影响幻想和现实之间的个人界限，也包括其中的内容。有清晰边界的人比没有清晰边界的人能更好地从噩梦中切换出来，可以类比有创造力的人和有精神疾病的人（如精神分裂症患者）。

## 我们为什么要睡觉

通常，新生儿在 24 小时内会有多次睡眠，随着昼夜节律变化睡眠变得越来越集中，多次睡眠通常会合并成两段睡眠时间，晚上睡眠时间和午睡时间，这一睡眠模式一般在四五岁时形成。在接下来的几年里，这一模式会得到进一步巩固，直到 10 岁时，大多数孩子只剩下晚上睡眠阶段。但是，对一部分人而言，两段睡眠时间的模式会持续到成年，他们通常都会午睡。

快速眼动睡眠约占成年人睡眠时间的 1/5，约占新生儿睡眠时间的 1/2。6 个月后，新生儿快速眼动睡眠时间逐渐减少，变得更像成人模式。新生儿可以直接进入快速眼动睡眠，而不是非快速眼动睡眠。但是，这种能力大约在一岁以后就消失了。随着年龄的增长，深度睡眠阶段的时间越来越少，睡眠模式也越来越支离破碎。这种自然的变化让许多人感到沮丧并求助于安眠药。

人类不是唯一能睡眠的动物，所有的哺乳动物都有快速眼动睡眠和非快速眼动睡眠，不过，有些海洋类哺乳动物会让半脑轮流睡觉。哺乳动物的某些分支，如澳洲针鼹，则没有明显的快速眼动睡眠和非快速眼动睡眠。相比之下，鸟类有不同的快速眼动和非快速眼动状态（同样，一些鸟类可以让半脑轮流睡觉）。昆虫和蜘蛛有两种不同的睡眠模式，但并不能与快速眼动睡眠和非快速眼动睡眠等同起来。因为睡眠是动物王国里一种常见的现象，所以它一定具有重要的功能。尽管睡眠的重要性显而易见，而且我们越来越了解睡眠是如何发生的，但是我们仍然并不知道睡眠的根本原因。由此，许多理论产生了，其中一些可以追溯到古代，包括我们之前讨论过的希腊哲学思想。

一般普遍认为，睡眠是为了帮助我们恢复元气。已有证据支持这一观点：在睡眠中，促进蛋白质生成的激素被释放，促进蛋白质损耗的激素则被关闭。我们清醒的时间越长，就越需要非快速眼动睡眠。所以有些人认为，非快速眼动睡眠能帮助恢复身体技能，快速眼动睡眠则可以帮助恢复脑功能。

另一种观点认为，睡眠是一种保存能量的方式，新陈代谢率越高的动物，所需的睡眠时间越长。在非快速眼动睡眠中，脑的新陈代谢和血液流动会减少，但是这种现象在快速眼动睡眠中会消失，这时新陈代谢和血液流动会恢复到清醒状态。但是，一般人在8小时睡眠中"节省"的热量只有约500焦耳，所以这一解释并不令人信服。

睡眠在记忆和学习方面的重要性以及它对突触和神经网络完整性的重要性变得显而易见。如果在快速眼动睡眠被剥夺的情况下学习一项新技能，我们的表现会比剥夺非快速眼动睡眠的情况糟糕得多，这表明，我们需要快速眼动睡眠来建立新的记忆。相反，当被剥夺了非快速眼动睡眠，我们对已学过的技能会表现得更差，这表明记忆或运动技能可能会受到影响。

一种全新的观点认为，睡眠是一种刺激被忽略的神经纤维的方式，以确保神经保持最佳状态。肌肉如果不运动，就会消耗殆尽。睡眠时刺激神经纤维可能是保持脑健康的一种方式。有人认为，由于快速眼动睡眠与全身麻痹有关，它可能对运动回路很重要，运动回路可以在没有伤害的情况下得到刺激；而非快速眼动睡眠可能对维持非运动回路更有效。

## 睡眠剥夺会对人产生什么影响

美国的一项调查显示，在过去的百年间，人类每晚平均睡眠时间减少了 1.5 小时。虽然在不同的人群中，这种变化的程度可能很难评估，但它确实引起了人们对睡眠剥夺的影响的关注。根据标准化量表（比如埃普沃思嗜睡量表），超过 30% 的年轻人白天极度嗜睡。在中年时期，至少有 7% 的人患有与嗜睡相关的睡眠障碍，另有 2% 的人受到轮班工作的影响。这一比例看似不高，但后果可能是灾难性的。例如，切尔诺贝利核电站事故、三里岛核事故、埃克森瓦尔迪兹与油轮漏油事件、塞尔比火车相撞事故等，都是由相关人员的疲劳造成的。还有研究表明，医疗事故和睡眠不足之间存在联系。大多数交通事故（包括与其他车辆无关的事故），都发生在人们特别容易困倦的两个时段：凌晨 3～5 点、下午 3～5 点。

如果睡眠剥夺与事故有关，那我们能决定睡眠有多么重要吗？无限期剥夺一个人的睡眠并不道德，但它却是强制审问的有效手段，这种手段已经被联合国列为酷刑。长期缺乏睡眠很可能会导致死亡。研究人员曾对志愿者进行了限制睡眠时间的睡眠剥夺调查。记录中，最长睡眠剥夺期为 11 天，睡眠剥夺带来的影响包括心理和生理两方面的，最明显的影响是睡意增加。如果能找到适当的刺激转移，智力表现可以维持 50 小时，但表现质量在 36 小时后开始下降。被试变得易怒，难以集中注意力，并可能迷失方向。他们可能会产生视觉错觉和幻觉，可能会变得偏执，并产生精神问题。很快，他们也出现了记忆障碍。除了体温略有下降，其他生理变化很少。持续数周的部分睡眠剥夺，即每天总睡眠时间限制在 5 小时以内，也会导致动作障碍和情绪改变，好在所有的睡眠剥夺引起的影响可通过"无限制睡眠时间"来治疗。

## 睡眠障碍

从清醒到睡眠的转变过程中，大多数人会抽搐几次。入睡前的抽搐很正常，就像关灯时发出的最后火花。然而，与睡眠或部分唤醒有关的许多类型的经历或行为则是不正常的，或者即便正常却十分痛苦，这状况被称为异态睡眠，多始于童年时期。

第一类异态睡眠是"睡眠-觉醒"转换过程中出现的问题。例如，无意义的节律运动，或身体摇摆、摇头和身体来回运动等行为，通常发生在睡眠初期，即从清醒状态过渡到早期非快速眼动睡眠时，但是在睡眠后期也可以看到，并且可能与癫痫发作混淆。

第二类异态睡眠是非快速眼动睡眠觉醒障碍：睡醉（sleep drunkenness）、梦游和睡眠恐惧。这些情况通常出现于从深度睡眠状态被部分唤醒的人身上，他们可能看起来是清醒的，但对命令没有正常的反应。虽然他们往往较为苦恼，但是可能很抗拒他人的安慰，甚至变得暴力，而第二天早上却没有任何记忆。梦游发生在睡眠的前 1/3，梦游者可能笨手笨脚，伤到自己。睡眠恐惧通常会突然发生，与正常的觉醒不同，睡眠者从沉睡中醒来，感到困惑。这些都与恐惧、尖叫、眼睛睁大和心脏异常跳动相关。在受到这类刺激后，睡眠者往往会出现不受控制的奔跑。

第三类异态睡眠是快速眼动睡眠障碍，症状包括噩梦、睡眠麻痹和快速眼动睡眠行为障碍。人们从噩梦中完全醒来，但会意识到自己好像处于危险中。与睡眠恐惧不同的是，这些事件发生在夜晚睡眠的最后 1/3，睡眠者很少会从床上跳起来，但是他们需要安慰。有时，他们甚至因为焦虑而无法继续入睡。睡眠麻痹通常发生在睡眠开始时或快要醒来时。此时，人保持完全清醒，但是完全无法移动，因为此时快速眼动睡眠的正常肌肉麻痹系统还未关闭。这非常可怕，尽管它最多只持续几分钟，但是可能让人感觉它已经持续了几小时。

快速眼动睡眠障碍通常发生在正常人身上，并可能在整个家庭成员中蔓延。这可能会指向一种更严重的疾病，比如嗜睡——人们难以自控地想要睡觉，且入睡时没有快速眼动阶段。这意味着人会立即做梦，并使得梦和现实很难区分开来。长期的睡眠剥夺可以模拟嗜睡症的一些特征。快速眼动睡眠行为障碍则发生在快速眼动睡眠阶段，因为通常出现在此阶段的运动瘫痪状态已经失效。在成年人中，睡眠伴侣通常最清楚这些攻击，他们可能不得不分床睡。

在很大程度上，睡眠仍是一个谜，但是通过科学研究和现有的仪器，我们正在逐渐解开它的奥秘。

## THE BRAIN
章末总结

1. 脑中有特定的神经回路让我们保持清醒，如果这些回路关闭，我们就会睡着。
2. **我们为什么需要睡眠：**
   - 睡眠是为了帮我们恢复元气；
   - 睡眠是一种保存能量的方式，新陈代谢率越高的动物的睡眠时间越长；

- 睡眠对学习和记忆非常重要；
- 睡眠是一种刺激被忽略的神经纤维的方式，可以确保神经保持在最佳状态。

3. **异态睡眠**：与睡眠或部分唤醒有关的许多类型的不正常的经历或行为，或者是正常却十分痛苦的行为，主要分为 3 类：
   - 在"睡眠－觉醒"转换过程中出现的问题；
   - 非快速眼动睡眠觉醒障碍，如睡醉、梦游和睡眠恐惧；
   - 快速眼动睡眠障碍，如噩梦、睡眠麻痹和快速眼动睡眠行为障碍。

## 11

# 运动系统:
# 所有动作和行为的基础

为什么我们能够随心所欲地移动四肢?

运动系统是怎样工作的?

我们为什么能不假思索地将手从危险之物上移开?

我们是怎样保持平衡的?

运动系统的不同部分是如何相互联系和协作的?

> 我学会了像小孩一样走路,从那时起,我就没有再上过课。
>
> ——玛丽莲·梦露

运动系统是神经和肌肉紧密相连的集合,使我们能够自我移动或移动身体的某个部分。我们拥有地球上最先进的运动系统。我们可以走、跑、游泳、攀登和匍匐;我们可以用一个脚趾保持平衡,甚至可以在旋转时保持平衡;我们可以翻筋斗、做空手翻,可以非常精确地控制快速移动的球;我们还可以写字。当然,运动系统还可以让我们完成日常的任务。例如,与他人交谈时,我们需要喉部、声带与横膈膜、嘴唇和舌头的协调配合,同时用与说话内容相适应的手势和动作来控制面部表情和身体大部分的其他部位。写字时,需要精确地控制一个有赖于压力和速度才能运行的工具,这样才能使工作高效。驾驶时,则需要在与他人交流的同时操作快速移动的复杂机器。

这些行为很大程度上都依赖于我们的眼睛、平衡器官和关节的反馈。例如,眼睛可以停留在一个移动的物体上,同时头左右晃动,身体其他部位也在运动。这需要令人难以置信的精准控制能力。执行追踪系统与留心观察某事物的系统不同。这一点很容易就能证明:让你的朋友试着用眼睛去追逐一个想象的物体,你很快就会发现，他的眼睛只能做短暂、急促的移动，除非有真实的东西，比如一根移动的手指在眼前，只有这样才能进行平滑追踪运动。从一个物体看向另一个物体时，我们会进行扫视。当眼睛在目标之间掠过时，我们会有一微秒的时间看不见。平滑追踪运动需要固定在一个移动靶上，并且还会受到目标表面运动和身体移动的影响。这一能力依赖于我们的平衡器官。因此，眼睛有复杂的运动系统，为我们尽可能快地提供大量信息，使我们能在周围环境中优雅地移动。然而，即使是在眼睛无法工作的时候，如在黑暗中，我们也可以保持优雅。因为我们可以感觉到四肢在空间中的位置，也就是本体感觉，这一感觉结合了肌肉伸张感受器的信息，所以我们能知道四肢有多大的张力。再加上平衡器官的信息，我们就能知道自己所处的位置了。

## 运动系统是如何工作的

运动系统是如何工作的呢？这个问题的完整答案目前尚不清楚，但是我们有部分答案。人们认为运动系统可以分为3个不同的系统，使我们的移动成为可能。我们不以特定的顺序来探讨它们，因为没有哪一部分比其他部分更重要。先从最简单的自主运动系统开始讲起。

**自主运动系统与反射弧："主唱歌手"与"反馈监视器"**

当我们决定做某一动作时，脑的最前端，即前运动皮质会产生计划。计划和执行运动之间的确切关系尚不清楚，但是自主运动似乎最早从运动皮质开始，该区域位于顶叶和额叶之间的裂隙前方。当我们集中注意力或意识到某一运动时，就会使用到运动系统的这一部分。这里的神经元排列成6层，最大的细胞呈锥体形状。

似乎正是这些锥体细胞促进了运动的开始。这些细胞的轴突很长，以管束状行进，并在延髓中进行交叉，此后，大脑左侧的部分进入身体右侧，右侧的部分则进入身体左侧。接着，这些神经管束进入脊柱。锥体细胞的轴突进入脊髓灰质，在突触部位与位于最前部的第二神经元的胞体连接。随后，第二神经元的轴突与其他轴突一起从脊髓出去，沿着肢体到达有肌肉纤维的突触。上面提到的最初的神经元是上运动神经元，它从脑到脊柱；第二种则是下运动神经元，是从脊柱到肌肉。人类是唯一拥有这两条神经元运动系统的高等动物。

每个下运动神经元约由10个上运动神经元支撑。下运动神经元受损会导致肌肉松弛，松弛的肌肉也会抽搐，通常可能发生在断肢之后。上运动神经元受损则会导致肌肉僵硬、无力，通常出现在卒中后。有一种疾病会导致两种运动神经元死亡，原因不详且治疗方法不明。这种疾病很严重，患者在几年内出现渐进性瘫痪，最终死亡。据了解，这种疾病只有人类会得。一些与此名称相似的疾病也会影响马和狗的运动神经元，但影响方式不同。这可能是由于人类的运动系统简单中充满复杂性，且显得比较脆弱。

我们的身体中有一种反馈回路，叫反射弧，从肌肉延伸到下运动神经元。这就是为什么在危险情境中我们会不假思索地将手缩回来，或者防止过度拉伸肌肉。反射弧中有一个感受器，即纺锤体（一种改良的肌肉纤维，位于其他肌肉纤维之间）。当纺锤体被拉伸时，它会通过反射弧发出信号，使肌肉迅速而有力地收缩，但它不需要大脑的思考，因为信号无须到达脑。它从纺锤体延伸到脊髓的下运动神经元，再回到肌肉。这意味着反射性触发的肌肉收缩要比正常收缩快得多，因为信号既不用传送太远，也不用跳跃很多神经连接。纺锤体可能非常放松，也可能非常敏感，这可以调节肌肉的张力。肌腱中也有类似的纤维，可以检测到危险的伸展水平，继而完全切断肌肉收缩，防止肌肉或肌腱突然或强烈收缩而撕裂。这同样发生在脊柱水平，所以根本不需要对它进行思考。

**基底神经节："管弦乐队"**

做随意运动固然很好，但是如果我们不再关注肌肉，它们会发生什么？如果有人投球，他们会将注意力集中在投球的手和手臂上，而不会去想另一只手臂以及背部、腿、头或躯干，虽然正确投掷也需要所有的这些部位的肌肉。此外，他们可能在考虑要收缩哪块肌肉才能投球，而不是放松哪块肌肉。一般来说，如果使肢体弯曲的肌肉收缩，那么使肢体变直的肌肉（拮抗肌）就会放松。这种无意识的肌肉控制由位于丘脑两侧、脑深处的基底神经节负责。

基底神经节控制有意识运动的背景活动，它就像一首主打歌里的背景音乐，或者足球队里带球队的其他队员。虽然它们不是行为的来源，但只有保证它们运转正常，行为才会合情合理。坐着喝茶的时候，我们可能会想把杯子举到嘴唇边，但是身体的其他部位必须处于适合喝茶的位置和状态。如果我们站起来，身体就需要改变肌肉的"背景"，使其适合站立。如果我们走路，它需要再次改变到步行模式。当基底神经节不能正常运作时，负责肌肉活动的"背景"就会变得紊乱。如果它们不够活跃，我们就很难迅速地从坐到站或从站到走。不同肌群的相对松弛和收缩状态也是紊乱的，因此不是拮抗肌相对变得松弛或收缩，而是全部收缩，继而导致肌肉僵硬。

帕金森病是一种典型的基底神经节功能不全的疾病，常见的症状有运动迟缓或行动困难，同时伴有过度僵硬和震颤。而当基底神经节过度活跃时，肌肉的"背景"在不断变化或不适合进行自主运动，想要保持安静是不可能的，这就是亨廷顿舞蹈症的状况。患有这种疾病的人会变得越来越烦躁不安。这种疾病也与痴呆有关，基底神经节过度活跃可能会导致个体做随意运动时出现奇怪的姿势，就像作家手部抽筋那样，手握笔的位置和张力不正常，写字变得困难。

虽然我们必须在学习某些动作之后才能有意识地去做，但一旦学会，即使它们非常复杂，我们也不需要再非常努力地去做了。这是因为运动系统的第三个组成部分——小脑的功能。

## 小脑："指挥者"

小脑是位于脑干后部"小的脑"（脑干位于头的后部）。小脑的轴突呈特殊的树状排列并且紧密连接，所以它有另一个名字——"生命之树"。与神经系统的其他部分不同，小脑神经控制躯体的同侧，即右侧小脑控制右侧躯体。

小脑有多种功能，但最重要的是运动储存功能。我们的动作程序存储在这里。一旦我们知道如何骑自行车，就不需要再进行学习，可以调用骑自行车的程序。这里有一个基底神经节和运动皮质激活模板，我们可以根据所处的特殊情况进行修改。练习得越多，存储的运动程序就会变得越好，我们就越能通过专注于动作的某一部分（甚至什么都不做）来微调性能，从而使动作完全自动化。小脑将习得的动作与来自平衡和关节位置感觉的信息整合在一起，换句话说，小脑负责协调。小脑出现问题（最常见的是多发性硬化）就会影响躯体行动的协调性。最常见的影响小脑功能的原因是醉酒。醉酒会影响我们走路、说话或其他协调行动的能力。甚至小脑可能会协调心理过程，因此一些科学家认为，小脑在意识和思维方面也发挥着作用。

## 平衡器官：被忽视的运动感受器

平衡器官是专门的运动感受器，位于颅骨底部。也就是说，它们实际上是颅骨的运动感受器,而不是全身的运动感受器。但这不是问题,因为身体的其他部分有关节位置觉,可以用来比较颅骨的位置。平衡器官由 3 个半规管组成,它们对三维空间中的旋转运动很敏感;此外还有两个类似的囊状器官:椭圆囊和球囊,它们对头部倾斜、移动或直线运行暂停都很敏感。其中,椭圆囊对垂直运动敏感,球囊对水平运动敏感。当我们飞行时,半规管探测倾斜,椭圆囊探测到爬升、下降和湍流,球囊会探测到加速和减速。

这 5 种结构都依赖于液体对空心管内细毛发的运动。相对气流中毛发的弯曲,就像海草在海里移动一样,会导致平衡神经中动作电位的激活。然后,这一信号会通过丘脑进入大脑皮质。

通常,来自平衡器官的信号在脑干被分为两部分,一部分信号进入脑中控制眼球运动的区域,使得我们的视线能够固定在物体上并持续跟踪它,即使我们的头部在运动或身体在移动也一样。这一系统非常快速、准确、精密,所以我们可以将图像完全固定在视网膜的某一部分。如果平衡器官或眼球运动控制出现问题,我们就会出现眼球震颤。另一部分信号进入脑中控制肢体和躯干位置的区域,这样我们就不会摔倒(除非我们想摔倒),确保我们的重量总是穿过重心,落在双脚之上。

## 【墙上的文字】

如果用喷壶在墙上写字，看起来就像用笔在纸上写字一样，这很令人惊讶！因为用笔写字需要手腕和手指的细微运动，而在墙上写字需要肩膀和肘部的运动。如果运动系统由放松和收缩的肌肉组成，那么我们的书写会根据使用肌肉的不同而有所不同。我们不用通过学习就可以在墙上写字，因为习得的动作已被储存为程序，并且激活运动系统触发肌肉收缩，它会根据程序的需求来进行。

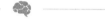

那么，组成运动体系的 3 个系统又是如何联系的呢？

来自运动皮质的信号既能到达基底神经节，又能直接到达脊髓。小脑有 3 个输入/输出部分，即小脑上脚、小脑中脚和小脑下脚。运动皮质轴突向下行进入脊髓，与小脑轴突相遇，这些轴突从脑桥的中脚出来，在此信号被改变。与此同时，携带有关身体和四肢空间位置信息的信号由下脚收集，由小脑处理并发送到丘脑。来自运动皮质的信号，由基底神经节处理，也进入丘脑。丘脑充当这些感觉信号的中继站，并将它们作为反馈传递给运动皮质。

运动系统的 3 个部分紧密相连，协调我们的行为。所以我们只需要专注于欲求即可，而实现欲求所需的行动，无论是对身体的其他部分，还是我们思考的正确协调部分，都是自动产生的，流畅而优雅。

## THE BRAIN
章末总结

1. 运动系统是神经纤维和肌肉紧密相连的集合，它可以使我们自我移动或移动身体的某个部分。
2. **自主运动系统**：当我们决定做一个动作时，脑的最前端即前运动皮质产生计划。
3. **基底神经节**：控制无意识的肌肉运动以及有意识运动的背景活动。
4. **小脑**：运动储存库，动作程序就存储在这里。此外，小脑也负责协调，一旦小脑出现问题，就会影响行动的协调性。

# 12

# 感觉系统：
# 感受自我与世界的途径

为什么长时间运动会导致肌肉疼痛？
为什么麻风患者四肢常常会出现问题？
为什么阑尾发炎时会感觉肚脐周围疼痛难忍？
为什么人在生病的时候更难以忍受疼痛？
为什么分散注意力能够减轻疼痛感？

> 疼痛（任何疼痛，无论是情感上的、身体上的，还是心理上的）会传达一种信号。它包含了我们生活中的具体信息，而这些信息通常可以分为两类："如果我们做得更多，就会更有活力"和"如果我们做得少一些，生活就会更美好"。一旦接收到疼痛的信号，并听从其建议，疼痛就会消失。
>
> ——彼得·麦克威廉姆斯（Peter McWilliams）

触觉是5种感觉之一。这一简单的词语背后隐藏着复杂而精细的感官"设备库"，它采取多种方式探测我们所处的环境。这些感受器大多位于人体表面积最大的器官——皮肤，用来接收外部世界的信息，但是有些皮肤感受器也会接受内部信息，探测人体内部环境。

## 没有感官就没有感觉

感觉是什么呢？事实上，至少需要6种不同的感觉才能构成一种单一的整体感觉。第一种是痛觉，它对所有动物都很重要，并且可能存在于每种有神经系统的有机体中。第二种是温觉。我们不是特别擅长区分冷与热，这通常需要其他线索才能知道如何感知这种感觉。第三种是触觉，我们可能在大多数时都能体验到这种感觉。

虽然它是我们主动感受事物的方式，但只有和其他感觉相结合才能更充分地利用它。这3种感官映射到皮肤上，并分布于其中。在显微镜下，我们可以看到各种各样的感受器。起初，科学家认为每个感受器只能检测一种类型的感觉，但是现在我们知道，单个感受器可以感受不同的感觉。换句话说，没有特定的温觉、触觉或痛觉感受器，而是任何感受器都能响应热和触摸。尽管如此，有些人更擅长于探测特定类型的感觉，所以会表现得对某种感觉刺激更敏感。

第四种是振动觉，身体的骨性部分对其反应最敏感。身体中对振动最敏感的部位是牙齿，其中又以犬齿为最。它是一种感觉振动的能力，能让人体会到一种压力感。

第五种感觉让我们能意识四肢在空间中的位置，即关节位置觉。这种感官受体以关节囊为基础，让我们可以在黑暗中行走，或者打字时不看键盘。当我们判断距离时，它能提供重要的反馈，如伸手去拿茶杯或把食物送到嘴里。这种感觉与动作协调密切相关，其神经通路与小脑紧密相连。

第六种是两点辨别觉，它是一种合成感觉，在神经系统层面完成高水平的加工。它缺乏自身神经纤维和连接，是脑接收其他感官信息所产生的一种感觉。两点辨别觉主要辨别与皮肤接触的物体是单点还是多点。我们的指尖能分辨出相隔一两毫米的点。再靠近一些，它们就像一个点了。在手背上，这些点需要相距足够远才能被区分开；而在躯体背面，可能很难区分相距几厘米的点。

虽然每种感受器对任何刺激都能做出反应，但是其神经连接决定了我们的体验。如果受到足够强烈的刺激，连接疼痛神经的感受器会让我们感到疼痛，连接温觉神经的感受器会让我们感到热或冷，而感觉的强度取决于神经放电的速度以及同一区域放电神经的数量。强烈的感觉是由大量邻近神经的快速放电引起的，慢慢地，感受器和神经纤维开始适应刺激，放电强度随之减慢，直到情况发生变化重新被激活。因此，我们拥有一个系统，可以检测到不同感觉并传达它们的强度信息。但是我们怎么知道哪个区域受到了影响呢？这取决于它们和脑中哪个部位连接，丘脑和顶叶的每个部位与身体的各个部位相对应，因此到达该区域的信号被认为是身体相应部位的感觉。

感觉可以分为3种类型。第一种是痛觉和温觉，携带这两种信息的神经纤维直接进入丘脑，再分成两部分，有些被传递到感觉皮质并被用来准确地定位感觉；另一些则被传递到边缘系统，控制唤醒度和情绪，这是我们痛到流汗、生病或愤怒的原因。第二种是振动觉和本体感觉，这些传导速度快的神经纤维可以使我们快速地调整躯体位置，它们起源于脊髓的最深处。第三种是由大脑皮质产生的两点辨别觉。

此外还有其他的感觉，其中一些纯粹是反射，比如肌肉牵拉觉和肌腱紧张觉。不过上面提及的6种感觉是大多数人每天都能清醒意识到的。我们主要关注痛觉，因为它为理解其他感觉提供了良好的模型，而且我们对它也很了解。

## 疼痛：可以不喜欢它，但不能没有它

痛觉是一种重要的感觉，有些人甚至说它是最重要的感觉。如果没有痛觉，我们会很容易受伤和失去身体的某一部分。这就是为什么很多人认为麻风会导致四肢脱落，而实际上是它会损害神经纤维，使人感觉不到手指或四肢受伤，从而容易被感染或进一步受伤。糖尿病导致的神经损伤或脊髓空洞症也可能引起类似的状况。脊髓空洞症是指脊髓中的腔会损伤负责痛觉和温觉的神经纤维。虽然体验疼痛至关重要，但是极端的疼痛、慢性疼痛或疼痛与病因明显无关时，它就没什么用了，反而令人更痛苦。在这些情况下，关闭疼痛通路很有帮助。它可以或多或少地通过以下手段来完成：干扰从皮肤或身体痛源部位到脑中痛觉感知部分的任何途径。

导致疼痛的因素会因身体组织的不同而不同。对皮肤来说，疼痛可以由切割、挤压、极度炎热或寒冷引起。腔体器官（如胃或胆囊）的疼痛则是由胃壁肿胀、器官肌肉壁伸展或痉挛以及韧带牵引所导致。对韧带来说，相邻关节衬里的拉伸或炎症会引起疼痛，但奇怪的是，切断韧带却不会引起疼痛。伸张血管或压迫神经也会引起疼痛。对肌肉来说，疼痛多由缺氧、肌肉纤维死亡、肌肉肿胀和长时间收缩引起。还有一种导致肌肉疼痛的原因，即长距离跑步或长时间拿沉重的物品，大多数人都有过这种体验。肌肉可以通过两种方式利用糖产生能量。标准的方法是利用氧气，但如果氧气供应不足或者运动负荷太大，则需要额外的能量，这时肌肉可以转换到无氧代谢模式：类似于酵母发酵的过程。人类的肌肉不会像酵母一样产生副产品乙醇，而是产生乳酸，导致肌肉疼痛和僵硬。

那么，以上提到的这些不同的过程是如何转化成电信号，并沿着神经进行传导并被感知为疼痛的呢？发炎时，受伤部位的激素和化学物质系统会被激活。此反应中的主要化学物质有组胺、前列腺素、5-羟色胺、一些小分子蛋白质和钾。其中任何一种化学物质都可以与痛觉受体结合并启动动作电位，然后，动作电位沿着神经传递到神经系统。尽管一些小分子蛋白质本身不会引起疼痛，但它会使痛觉受体更加敏感。

一旦疼痛刺激被转化为电信号，它就会沿着痛觉神经传递到脊髓。痛觉神经没有髓鞘绝缘，所以它们传导信号的速度比其他神经要慢，这就是为什么人们要过一些时间才知觉疼痛。由于脊髓的反射回路，疼痛信号还在通往脑的路上，我们暂时可以从疼痛中解脱出来。在我们知道原因之前，这会让我们获得一些反应体验，如果曾经不小心触摸过热烤箱或热熨斗，你就能明白。

---

## 牵涉痛：如何感知身体内部的疼痛信号

通常情况下，来自内脏器官的疼痛很难定位。我们通常根据胚胎发育来感知身体内部的疼痛信号。例如，阑尾是小肠末端的一个小结构，位于腹部右下角。如果阑尾发炎，疼痛首先会出现在肚脐周围。这是因为在发育过程中阑尾在中肠（腹部中部），当阑尾发炎时，它开始向内部组织腹膜扩展，使脑更容易定位痛觉信号，疼痛会转移到右下腹。如果阑尾破裂，炎症会沿着腹膜周围扩散，直到到达隔膜的下表面。脑无法定位引起疼痛的位置。此时我们会感到疼痛并不是在隔膜下面，而是在肩膀顶端。这是因为胚胎时期隔膜从肩部水平开始发育，在发育过程中逐渐向下移动到"成人位置"。

另一个典型的例子是心脏病发作引起的疼痛，我们可能会在胸部中央感觉到疼痛，也有可能疼痛辐射到左臂。这是因为在胚胎学上手臂是胸部的一部分，所以，辐射到左臂的疼痛实际上是胸痛。

如果我们在童年早期有过一段特别的疼痛经历，那么对后期临近结构的疼痛则会感知得不太精确。例如，某人在童年时期患有严重的鼻窦炎，他也许会把牙痛认为是鼻窦炎，而不是真正的牙痛。

---

在脊髓中，痛觉神经不仅与反射回路相连，也与流向脑的神经链相连。信号通过脊髓进入丘脑，所有的感觉信号都以某种形式到达丘脑，丘脑以某种方式对它们进行处理，然后将其发送到大脑皮质，整合到我们的意识体验中。因为丘脑与大脑皮质有着如此紧密的联系，所以我们不可能清楚地分辨它们的角色。但目前我们认为，大脑皮质顶叶的主要功能是让我们有意识地觉察感知觉本身，过去则认为丘脑是意识的所在地。

## 如何从源头阻断疼痛

实验表明，大多数人的痛阈很相似。这意味着，每个人识别疼痛的最低强度的刺激几乎一样，它由个体的人格特征和脑的其他部位调节。例如，前额叶分离的人对疼痛的反应要么短暂，要么完全没有反应。神经质、焦虑型人格的人与非神经质人格的人的痛阈相同，但反应不同。

炎症会降低人的痛阈（提高敏感度），因此，平常不会引起疼痛的刺激，在有炎症时，可能会让人感觉疼痛。我们可以用阿司匹林（乙酰水杨酸）或对乙酰氨基酚来阻断炎症通路。这两种药物可以降低致敏性，并阻断一些直接引发疼痛的诱因。更有效的方法是使用局部麻醉来提高痛阈，麻醉药物会阻止动作电位沿神经移动，这样疼痛信号就不会到达脊髓或脑。但这并不实用，因为局部麻醉往往会阻止所有感觉神经的正常运行，而不仅仅是处理痛觉信号的神经。手臂疼痛的人可能不想完全让手臂麻木，而且麻醉整只手臂需要大剂量的麻醉药物，而这会对心脏和神经系统产生其他影响。好在我们可以通过干预痛觉路径来完成。

在脊髓中，痛觉神经与其他神经相连的地方是痛觉闸门，处理触觉的神经可以切断痛觉神经和链条其余部分之间的连接。这意味着到达脊髓的疼痛信号走不远了，痛觉永远到达不了脑。我们都曾通过"更好地摩擦"来让痛觉闸门发挥作用的经历，与疼痛区域的接触激活了阻滞疼痛神经的触觉神经。从进化的角度来看，这是有道理的，因为这是一个信号，它表明生物体意识到疼痛并正采取行动。起阻滞作用的化学物质是内啡肽——体内吗啡的原有形式，它能作用于神经元表面的受体，即阿片受体。另一种可以刺激和关闭痛觉闸门的方法是经皮电神经刺激疗法。经皮电神经刺激机器提供低电流，激活和关闭疼痛闸门，从而缓解疼痛。这对某些疼痛非常有效，如分娩时的疼痛。

一旦疼痛信号通过痛觉闸门，路径就不太明确了，在通往丘脑的途中，携带疼痛信号的神经纤维会通过中脑的某一区域——导水管周围灰质。该区域里充满阿片受体，具有很强的镇痛作用。该区域的一些神经向下延伸到脊髓并连接到痛觉闸门，帮助关闭痛觉闸门。

当然还有其他机制可以减少痛觉。安慰剂（医学上使用的一种中性物质，如糖片）是一种对大约 33% 的人有效的止痛药，其作用机制尚不清楚。针灸可能会刺激体内内啡肽的释放，但这只是一种猜测，目前机制还不清楚。分散注意力（如使用冷热包）或极端的情绪状态（如恐惧、愤怒或狂躁），都可以减少或延迟痛觉感受。

最极端的例子也许是聚集性头痛，这是一种罕见的主要影响男性（通常是重度饮酒者）的偏头痛。虽然这种痛现在可以治疗，但是其疼痛十分严重，以至于一些人会有自杀行为。更典型的是，它会导致患者用头部猛烈且反复地撞击墙壁，因为这样会分散注意力，比聚集性头痛好受些。还有一个例子是战场上的士兵，研究表明，在战场上受伤的士兵最初很少需要止痛或根本不需要止痛。但在离开前线和住院后，他们需要更多的止痛药物。当我们处于痛苦或压力下时，分散注意力或起中断作用的系统可能处于激活状态。

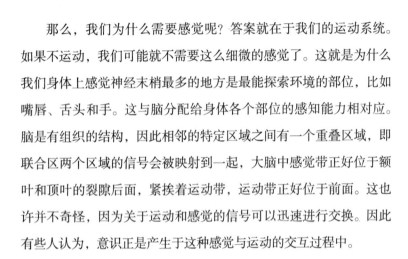

那么，我们为什么需要感觉呢？答案就在于我们的运动系统。如果不运动，我们可能就不需要这么细微的感觉了。这就是为什么我们身体上感觉神经末梢最多的地方是最能探索环境的部位，比如嘴唇、舌头和手。这与脑分配给身体各个部位的感知能力相对应。脑是有组织的结构，因此相邻的特定区域之间有一个重叠区域，即联合区两个区域的信号会被映射到一起，大脑中感觉带正好位于额叶和顶叶的裂隙后面，紧挨着运动带，运动带正好位于前面。这也许并不奇怪，因为关于运动和感觉的信号可以迅速进行交换。因此有些人认为，意识正是产生于这种感觉与运动的交互过程中。

## THE BRAIN
章末总结

1. 至少有 6 种不同的感觉才能构成一种单一的整体感觉。这 6 种感觉分别是痛觉、温觉、触觉、振动觉、关节位置觉和两点辨别觉。
2. 来自内脏器官的疼痛很难定位，我们通常根据胚胎发育来感知身体内部的疼痛信号。

3 大多数人的痛阈是相似的。也就是说，对每个人来说，可以识别为疼痛的最低强度的刺激几乎是一样的。

4 炎症会降低痛阈，即提高人的敏感度，所以平常不会引起疼痛的刺激，在有炎症时，可能会让人感觉疼痛。

# 13

## 视空间系统：
## 看见光明与色彩

为什么说视觉给了人一种潜在的生存优势？
为什么很多盲人能够以视力正常的人的速度工作？
为什么我们可以按照文字出现的顺序来阅读？
为什么有些人眼中的数字或声音是有颜色的？
为什么有些人无法识别他人的面孔？

> 通过脑中视神经纤维的动态传播形成的图像是视觉的缘由。
>
> ——牛顿

牛顿的这一观点，其方向当然是对的。尽管目前我们对视觉的理解已经足够深入，但仍有很多未解之谜。

知觉是有机体探测和解释外部世界的方式。人类通过 5 种方式实现这一点——嗅觉、味觉、听觉、触觉和视觉。其中，视觉的产生需要付出巨大的代价，它需要最大比例的全脑计算能力；而大脑皮质的大部分通过直接或间接地支持感觉（如本体感觉）或记忆被赋予视觉处理功能。

从进化角度来看，视觉皮质这一特殊皮质区域的发展至关重要。动物学家安德鲁·帕克（Andrew Parker）在《眨眼之间》(*In the Blink of an Eye*) 一书中指出，在寒武纪时期，视觉的发展使得地球上不同种类的动物数量激增。捕食者"看到"猎物的能力，猎物"看到"捕食者的能力，给所有物种施加了巨大的自然选择压力，因此，与视觉系统相关联的基因的任何微小改进都会赋予动物生存优势。当然，视觉的发展也极大地提高了风险。假使你曾是一个简单的生物，只有几个细胞能够对环境中的化学物质做出非常缓慢的反应，结果会如何？再比如，一些人发展出了识读别人想法的能力，这可以使他们预测敌对意图并避开攻击，或者在正确的时间买入股票，赚到足够的钱提前退休。无论如何，对于没有这些意识的人，视觉赋予了他们一种潜在的生存优势。所以说，在进化的过程中，视觉的发展具有革命性的意义。

## 失明与脑：视觉皮质从未停止工作

如果说在某种程度上视觉是所有感觉中"最伟大的"，代表着进化的"顶峰"，那是不是说没有这一知觉的人的生活质量在某种程度上会降低？事实上，这种认识是非常错误的。相反，许多盲人指出，由于其他感觉（特别是听觉、嗅觉和触觉）的发展，他们对环境的意识大大增强了。实验表明，原本赋予视觉皮质的能力被转移了，这在先天失明的人群中最为明显，在那些非先天失明的人身上则不那么明显。这与一些其他实验结果相吻合，这些实验显示，可塑性，即重组脑功能的能力，在生命的前两年最强。对失明的人来说，触觉以"视觉速度"进行工作，这在快速阅读盲文上可得以证实，视觉正常的人很少或没有人能做到。一些实验结果表明，在这一过程中，视觉皮质仍然处于激活状态。换句话说，原本赋予视觉功能的区域已被用来处理其他感觉信息了。

## 【盲人会"看到"什么】

视力正常的人通常认为,盲人闭上眼睛是能"看到"要"看到"的东西的,或者看到一片黑暗。先天失明的人"看到"的东西就如我们从指缝里看到的东西一样,什么都没有,这同眼前一片黑暗不一样。失明的人什么都看不见,但他们可能会产生幻觉,这种幻觉由非常明亮(有时令人痛苦)的色彩组成,或者是由图案、场景、动物或人与正常的知觉结合而成的复杂形式。这些幻觉源于感觉缺失的视觉皮质活动,很想解读可能通过神经网络传递来的少量信号。幻觉并非总是令人不愉快的,但这种体验可能会让一些人感到担心,因为他们觉得自己快要疯了。

## 眼睛的结构和视觉通路

基本上,视觉所需的就是一两个感光细胞。想要改善这一过程,就要利用微调和模式检测,使光聚焦到感光细胞,然后解释所检测的东西。这种解释是非常聪明的,就像大多数神经病理学研究一样,我们会从错误中获得很多关于这些过程的知识。通常,用相机打比方很合理,但不同的是,通过两只眼睛和协调移动眼睛的能力,我们拥有了三维视觉,这大大提高了图像质量和实用性。

光线通过瞳孔进入眼睛后，被位于瞳孔后的晶状体聚焦。眼球内部有一层感光细胞：视网膜。大部分视网膜由长而薄的视杆细胞组成，这些细胞对光线会产生电脉冲。对色彩敏感的锥体细胞集中在视网膜的中心，即黄斑或中央凹。眼睛的结构使大部分来自图像中央部分的光聚焦在黄斑上，黄斑是视网膜中图像分辨率最高的部位，包含高度聚集的探测细胞。视网膜外周的视杆细胞在弱光下功能更好，但是它们产生的图像则聚焦不清晰。所有有关图像的信息都必须从视网膜传递到脑后部的视觉皮质。

## 【盲点】

观察视网膜表面，你会看到来自视杆细胞、视锥细胞和图像增强细胞等数以十亿计的神经纤维汇聚成一大束，即视神经，它位于视网膜的中线之外。而这个点上（视盘或盲点）没有感光细胞，所以光不会被感知。那么，为什么我们的视野中没有出现两个"空洞"呢？也许两只眼睛能弥补相互之间的视力缺陷？事实上并不是这样的。闭上一只眼睛，你仍然没有发现明显的视力"空洞"。这是因为脑将其"填满了"，或者忽略了对这一点的意识。你可以用扑克牌演示盲点：拿起一张红桃 2，水平保持住，距离不要太远；然后用一只眼睛盯着中间的红心，同时另一只眼睛闭上。持续盯着，慢慢移动纸牌，你会注意到外部的心消失了，因为此时上面的光落在了盲点上。

> 检查视盘可以为我们提供关于颅骨形成的封闭腔内的压力线索，还可作为疾病的早期预警。

---

大量信息从视网膜传递到枕叶皮质进行处理，眼睛看到的场景所形成的视觉"地图"一直在这一信息传递过程中维持着。比如，我们阅读的词是按照出现在页面上的顺序被感知到的，而不是随机出现的。就像整个皮肤表面被映射到脑表面一样，视网膜表面也被映射到视觉皮质，来自视网膜不同部位的信息会通过不同的神经纤维通路进行传递。

拥有两只眼睛（双眼视觉）是人类视觉系统的一个巨大优势，它使深度探测成为可能。然而，视觉"地图"必须被分配在两只眼睛上，使这些信息能够被传递到脑；而每个视网膜的对应部分必须一起传递信息，这就需要通路之间先混合，随后分离。这一过程发生在眼睛后方。来自两只眼睛的视神经在视神经交叉处相遇。从这个点开始，每个视网膜输出的左半部分（代表我们所看到的右半部分）进入脑的左侧，右半部分（图像的左半部分）则进入脑的右侧。更复杂的是：沿着水平轴视网膜也被分割，使得来自上半部（代表实际图像的底部）的信息在到达视觉皮质的途中通过顶叶，来自下半部的信息则通过颞叶。

该通路受损会导致典型的视野损伤，据此神经病理学家能定位具体的损伤。例如，卒中通常会损伤半侧脑，所以卒中的人会失去部分或全部的视区,但对双眼而言是相同的视区。如果某一物体(如一面墙)处在失去视觉的这一部分,患者可能就不会注意到,他很可能会撞到墙上。

## 视觉皮质:解释图像的部分

枕叶皮质是视神经处理视觉信息的部位。在这一视觉皮质中,存在着能对尺寸、运动和色彩做出反应的特定回路,任何损伤都会造成独立感知受损。视觉皮质有多达20个不同的部分,但目前我们对大部分知之甚少。通过显微镜观察,视皮质主要部分的神经元呈条纹状(被称为V1层),这些细胞似乎尤其对细长的物体和边缘能做出反应。视觉皮质的每个神经元都对应于视网膜上的一个区域。一些神经元对特定尺寸的边缘或形状会做出反应,另一些则不那么挑剔。一些神经元会对以特定方向运动的形状以及特定朝向的形状做出反应。V2层神经元最神秘,可能负责探测两线之间的角度。V3层神经元似乎对方向、色彩和深度有反应,但对运动没有反应。V4层神经元对色彩和空间信息能做出反应。V5层(也被称为MT)神经元可以对运动做出反应。每一层接收来自其他层的输入,这样,整个系统变成了一个复杂的反馈系统。

## 盲视：能看到运动的物体，却看不到静止的物体

迄今为止，影响视觉皮质功能的病症中，最不可思议的是皮质盲，这种病症可由损害枕叶皮质的各种疾病引起。皮质盲常见的一种形式是盲视，在这种情况下，人们声称自己看不见东西，但是如果受到挑战，他们可以执行视觉任务，如通过插槽发送信件。眼睛发出的信号到达大脑皮质后，大脑皮质无法对其进行解读。有一名羽毛球运动员曾遭受过另一种皮质性失明，他抱怨道："虽然羽毛球在空中的时候他能打得很好，可一旦羽毛球落在地上，他就再也看不见了。"也就是说，他对运动物体的感知依然完好，但对静止的物体则无感知。

---

### 【持续后像：视觉停顿】

另一种有趣的、由卒中或偏头痛（有时）导致的视觉皮质现象是持续后像。在这种状况下，人会感觉图像在消失之后仍然存在。这就好比在看一座桥后转身面对另一处建筑，但桥的形象依然存在。

---

在影视节目中，盲视已经被用来向视力正常的人发送阈下信息，方法是快速传递简短的图像，从而使人无法有意识地看到，当然，脑能以高速的运作方式下意识地感知它们。很多广告及诸如

《驱魔人》(The Exorcist)等电影中使用了盲视。在《驱魔人》这部电影中，有一个展示颅骨的框架，用来增加人们潜意识里的恐惧感，人们认为需要大约半秒的时间才能意识到自己看到了一些东西，但由于神经元之间的化学传递可以在大约一毫秒内发生，所以在实际感知之前，可能已经建立了千千万万个神经连接。许多国家禁止使用这些潜意识的信息传递方法。声音也会出现类似的现象。我们都经历过在睡梦中被另一种声音惊醒的状况，这种声音仿佛在我们真正醒来后才发声，这是另一个意识知觉滞后于脑处理信息的例子。有趣的是，人们将伴随着巨大声响的闪光看作从颞叶听觉皮质到枕叶神经活动的"泄露"（被称为"闪光"），这就是联觉现象。

## 联觉：当数字或声音有了色彩

联觉是指相互影响的感觉，通常一种感觉的激活会引起另一种感觉被感知，就像交叉的电话线一样。它并无害处，且每2 000个人中就有1人有这样的感觉，而研究表明，它可能以温和的形式影响到10倍的人数。对有联觉的人而言，最常见的形式是某些声音、气味或味道与生动、具体的色彩相关。例如，他们可能认为数字4是橙色的，或者电话铃声是红色的。

莱布尼茨和牛顿都是微积分的先驱，也都提到了联觉的概念。莱布尼茨讲述过一个盲人的故事，这个盲人认为红色是小号的声音；而牛顿注意到，光谱的颜色和音符之间有相似之处。画家大卫·霍克尼（David Hockney）则基于他对乐谱的联觉来布置灯光和布景。

## 顶叶：感觉"整合者"

众所周知，视觉不仅仅是图像的重建。除了"看到"一些东西，脑还需要关于意义以及身体与图像中物体关系的信息。顶叶对空间处理至关重要：我们如何解读三维的身体和生活的世界。顶叶是伟大的"整合者"，它将来自不同脑区的信息整合在一起，并将视觉信息与记忆（通过颞叶）和感觉运动皮质信息结合在一起。

在任何时候，身体的各个部位都会有大量的感觉信息，除了5种主要的感觉，还包括一些不太为人所知的感觉，如关节位置觉，这种感觉与视觉信息相结合会大大增强。你可以自己测试一下：试着单腿站立，先睁着眼睛，然后闭上眼睛。你会发现，闭上眼睛之后保持单腿站立要困难得多，因为脑依赖于来自踝关节的关节位置细胞和内耳前庭系统的信息，才能对保持直立做出细微修正。许多脚踝扭伤的人称自己永远是"坏脚踝"，因为他们的脚踝关节位置传感器损坏了。正常情况下，当睁着眼睛时，他们的脚踝没有问题；而一旦开始跑步，特别是在不平坦的地面上，仅靠视觉系统他们无法将脚踝保持在正确位置，往往会继续扭伤脚踝。

如果一侧顶叶受损，可能导致人们忽视身体另一侧，表现为受损的一侧缺乏自我照顾能力，如在穿衣和洗衣服时。人们已经知道，有这种"忽视综合征"的人只从盘子的一侧进食（可以通过教他们在吃完后转动盘子来克服），这不是涉及能否"看"整个盘子的问题。虽然在进入视觉皮质的过程中，视觉通路确实会穿过顶叶，这一区域受损会导致每只眼睛一半以上的视力丧失，但并不会产生半侧视野忽视的症状。这一问题更加复杂，它改变了人们对三维世界的鉴赏力，另一侧的概念将不复存在。还有一个特殊的例子：一个因顶叶受损造成半侧视野忽视的人画了一个钟面，所有的数字都出现了，但都被"塞进"一半的时钟面里。

顶叶受损的人也可能难以一次将注意力集中于多个物体，或者单靠触摸无法识别放置在手掌中的物体。类似的情况是，患者无法辨认用手写在手掌上的字母或数字。对于顶叶，进一步的证据表明某些功能会出现偏侧化。占优势地位一侧的顶叶受损，会导致格斯特曼综合征[①]，主要临床表现包括左右手混淆、书写障碍、算术障碍以及无法区分手指。非优势地位一侧的顶叶受损，会引起事物识别困难，但随后患者会否认这些缺陷。还有一种异常状况，即脸盲症——无法识别面孔，也是由非优势地位一侧的顶叶受损导致的。

虽然这些症状很少像描述的那样纯粹和简单，但是它们的确表

---

① 这一病症最初是由奥地利神经病学家约瑟夫·格斯特曼（Josef Gerstman）及施特劳斯勒（Straussler）和辛克（Scheinker）首先发现和描述，又被称为GSS综合征。

明了顶叶的复杂性。顶叶仍是所有脑区域中最迷人、可能也是最不为人知的区域之一。

## THE BRAIN
章末总结

1. 视觉赋予了人一种潜在的生存优势。在进化的过程中，视觉的发展是具有革命性的。
2. 虽然从某种程度上来说，视觉是所有感觉中"最伟大的"，代表着进化的"顶峰"，但盲人原本设计给视觉的区域被用来处理其他感觉信息，所以他们对环境的意识大大增强了。
3. **盲视**：这类人声称自己看不见，但如果受到挑战，他们可以执行视觉任务。
4. **联觉**：指的是相互影响的感觉，一种感觉的激活引起另一种感觉被感知，比如能看到某些声音、气味的颜色。

# 14

## 语言、听觉和音乐：
## 理解声音的意义

---

为什么说语言是人类独有的技能？
为什么有些人说话很流利却毫无意义？
耳朵是人体内唯一完全机械的器官吗？
空气中的一系列压缩是如何转变成声音的？
音乐会对脑和情绪产生什么影响？

> 英语中的每个单词都具有其特殊的意义，如若不然，那么 catastrophe（灾难）和 apostrophe（撇号）这两个词也就没有多大区别了。
>
> ——道格·拉森（Doug Larson）

## 语言：符号的世界

生活在社会互动较频繁的群体中，需要进行一定程度的交流。对灵长类动物来说，它们是通过身体姿势、眼神、身体接触等进行交流的。梳理毛发是社会互动中的一个重要部分，这需要用到手，灵长类动物常花很多时间来做这件事。其中，有一种用手吃草的灵长类动物，已经能够用手来修饰声音。这些动物成群地坐在一起，不停地发出声音，听起来像是在交流。在人类的进化史中，如果需要长时间使用双手，那么我们也许会以同样的方式发声。类似地，黑猩猩会用口发出的信号和手势信号来进行群体狩猎。

在智力层面上，我们拥有将周围世界的信息编码为内在符号的能力。就所需时间而言，自言自语其实是语言的主要用途。另外，我们还会利用这些符号相互交流。在某种意义上，每个人都有自己独特的语言。我们以个人的角度赋予符号意义，因此，一个人的符号只有对应到另一个人的符号集合才能互相理解。假如没有足够多互相都能理解的符号，那么我们说的其实是不同的语言。

人们认为任何动物、任何脑都具备学习语言的潜力。哈佛大学的诺姆·乔姆斯基（Noam Chomsky）教授的看法改变了这一切。他曾提出一个激进的观点，即语言是人类独有的技能。正如鸟儿擅长飞行，人类则擅长语言。这一观点占据着语言哲学的核心地位。我们是天生就会说话呢，还是说语言是我们灵活的脑形成必要联结的结果？答案可能是两者兼而有之。我们有形成正确连接的特定脑区，能使人们学会一种语言，但它不是为学习特定语言而设定的。就像任何在日语环境中长大的婴儿都能学到完美的日语，而不仅仅是日本婴儿能学会一样。我们的脑系统具有可塑性，它被设计成能自动习得语言，且可以习得任何语言。

音素是语言的元素，例如"oo""ma"等。没有写作技能的孩子有移动舌头、嘴唇和上颚的能力，因此他们可以发出任何音素，但是把音素串在一起可能就有些困难。学习书写似乎可以强化孩子正在使用的音素，但是会造成孩子丧失使用还未使用的音素的能力。这就是为什么学习一门新语言的成年人总会有口音，而从小就会说两种语言的真正的双语使用者却不会出现这种状况。就好像如果脑中有一个因素符号，它就会永久地存在脑中。

## 听觉皮质：脑中处理语言的区域

听觉皮质位于颞叶外侧裂的内部和周围，由多个特定的区域组成（见图 14-1）。言语理解是由脑的专门区域——威尔尼克区来完成的。几乎所有右利手的人，其语言理解区域都位于左半脑，在颞叶、顶叶和枕叶的交汇点。这个区域也有角回，人们认为内部声音产生于此。威尔尼克区受损（常由卒中或肿瘤引起）会导致接受性语言障碍，即无法理解语言，一切听起来都像外语。威尔尼克区受损的人说话流利，但是因为理解语言的脑区受损，所以所说的话并没有意义。医学术语"语词杂拌"（word salad）很好地描述了这一点：随意地说话、编造词语和短语，但患者确信自己说的话有意义。

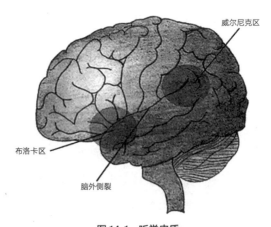

图 14-1 听觉皮质

语言输出由布洛卡区控制，该区域位于威尔尼克区之前，在额叶和颞叶的交汇处。布洛卡区负责言语流畅性，该区域受损的人能理解事物，但是无法用言语来回应，即表达性语言障碍。我们偶尔也会有这样的感觉，即当某个词出现在嘴边时却完全记不起来。布洛卡区有问题的人总有这样的感觉，这让他们感到沮丧。通常，某些语言是保留下来的，如"谢谢""是"等简单的词或短语，但是这些人也许无法恰当地说出来，因为他们虽然知道自己想说什么，但是内心想说的话和语言符号的连接损坏了：努力说些什么但什么都说不出口。他们所说的句子一般由简短的、断断续续的词组成，且没有通常的连接词，如"和""关于""如同"等。如果语言的表达水平有点高，那么查找词汇时，他们可能会描述物体，而不是说出物体的名称，如他们可能会用"吃东西用的"来代替"勺子"。

对掌握多种语言的人来说，无论何种类型的语言障碍，通常最先受影响的都是近期学到的语言。脑的语言控制系统并不是像这样组织的：一个脑区输出英语，另一脑区输出西班牙语。假如是这样的话，那么就有可能失去任何一种语言，这取决于脑损伤的位置。一般来说，脑中似乎都有语言区域，但是第一语言的线路比其他语言的线路更容易受损。

人类似乎擅长语言，但是书写的发展则相对较晚，可能只有几千年的历史。从进化的角度来看这并不算什么，写作要么是口语发展的必然结果，要么是通过已有的脑功能专门化实现的。

**【语言的发展】**

在尼加拉瓜的一所学校里对失聪儿童进行研究时,科学家们对"语言是如何发展的"得出了一种特殊的见解。这些失聪儿童独自发明了自己的手语,并教给新的学生,使新一代人所用的手语更加复杂了。

假如对另一个人描述"雪球从山上迅速地滚下"但不使用语言,大多数人会用惯用的手语做出一个"滚落"的动作,模仿一个球快速从山上滚下来,这就是语言发明者的工作。随着语言的发展,长大的下一代儿童修改了这种语言,不再用单一的动作来表达整体概念,而是有球的符号、滚动的符号、方向的符号和速度的符号。这与口语的结果是一样的,且更加灵活。这表明,简单的语言可以迅速地变得很复杂,语言的概念可以在短短一代人中出现。

虽然我们已经讨论了脑处理语言的区域,但是还没有讨论口语的另一个基本方面:听力。

## 听觉:从一只毛茸茸的"蜗牛"开始

要了解听力,必须先了解声音是什么。声音是物质(如空气或水)的一系列压缩和稀释,而与此同时,声波从源头开始传播。声波的波峰越紧密,我们听到的声音的音高就越高。人类可以听到 20～20 000Hz 的声音。那么,空气中的一系列压缩是如何转化成我们所说的声音的呢?

## 【语言影响人类思想】

2004 年,针对巴西部落的一项研究支持了以下这种观点:我们只能轻易地思考已经拥有的词的各种概念,换句话说,如果没有语言,我们就不能思考。这种语言决定论最早在 20 世纪 50 年代被提出,但是仍存在争议。先前的实验表明,婴儿(及老鼠、鸽子和猴子等动物)可以精确地计算出少量数字,但是他们对大量数字只能进行粗略的估计。一种可能的解释是,他们无法清晰地表达数字。来自巴西毗拉哈(Piraha)部落的狩猎采集者对超过两个数的数字没有任何描述,他们将这些数字都描述为"很多"。

由美国哥伦比亚大学的彼得·戈登(Peter Gordon)带领的科学家团队进行了一系列实验,探索毗拉哈部落的人处理 4 个、5 个或更多数字概念的能力。在最简单的实验中,随机排列出一些熟悉的物体,实验对象必须以同样数量的物体摆放在自己的堆里。毗拉哈部落的人可以连续匹配 1 个、2 个或 3 个物体的数字,但是对于 4 个或 4 个以上的物体只能近似匹配,数字越大,他们的表现越差。在其他实验中,他们不能准确地回忆几秒前盖子上有 4 条还是 5 条鱼,也不能准确地模仿敲击 4 根或 5 根琴弦,而在敲击 3 根或更少的琴弦时,他们则能够完成上述任务。

这证明,缺乏特定词汇的语言,实际上会阻碍说话者理解这些词汇的概念,这也解释了为什么专业人士会发展出自己的行话。

---

声波到达鼓膜并振动鼓膜,这会导致一系列的听小骨依次移动,如锤骨、砧骨和镫骨。最后一块骨头(镫骨)连接到类似于内部耳鼓,即前庭窗。这 3 根骨头的杠杆效应可以使到达鼓膜的声音在进入内耳时被放大 22 倍(见图 14–2)。

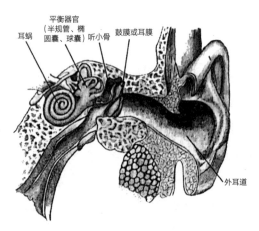

图14-2 耳

这些被放大的振动如何转化为脑所需的电信号呢？答案就在于内耳的魔力，它是一个真正了不起的器官——人体内唯一完全"机械"的器官，它以一种美丽而优雅的方式将机械能直接转化为电能。

蜗牛壳形的内尔腔体通过两片组织沿着它的长度一分为三，薄片下部是耳蜗隔膜，呈双层，底部为基底膜，上部为盖膜（见图 14-3 和图 14-4）。这种结构将振动转换成电能。因为基底膜底部又窄又硬，而其他部分宽而灵活，振动会导致波从窄而硬的一端开始，向上方宽而灵活的一端传递。随着传递，波越来越大，波峰越来越多。波峰取决于波的频率：高频峰接近窄的一端，低频峰接近宽的一端。

毛细胞是听力的关键，其特殊的排列方式赋予了它们察觉细微声音的能力，并能在一秒钟内做出两万次反应。

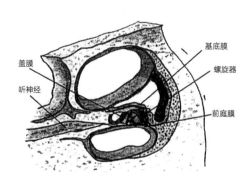

图 14-3　耳蜗（"蜗牛壳"的内部）

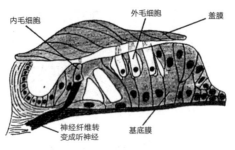

图 14-4 螺旋器（特写）

毛细胞有一束从顶部长出来的纤毛（见图 14-5）。细胞嵌在基底膜中，毛细胞漂浮在上面的液体中。它们的排列方式是中间最长，外面最短。每根毛发的顶端都有一根非常细的细丝与相邻最长的毛发相连，并在其根部"交接"。这意味着任何运动都会使一些长毛发远离附着的短毛发。因为长毛发弯曲更明显，这会在连接丝上拉扯最短的毛细胞，从而产生张力。该系统可以"捕捉"到小于原子宽度的运动，与听阈上的声音相对应。每个毛细胞都与神经纤维相连，并将其电信号发送到脑干。简单的声音对单个毛细胞的刺激最大，而复杂的声音会同时刺激多个毛细胞。这意味着，在信号到达神经之前，大部分信号处理已经发生，与脑的参与无关。

听觉系统还有另外两个很独特的特性。基底膜的确能对声音做出反应，正如薄片的自身属性一样；但它分辨的几乎是相同的音调，远远超出了其应有的能力。基底膜只有约 3 500 个内毛细胞，尽管有这么多感受器的人造基底膜也许也能有效分辨声音，但它不会像人耳一样精确。那么，我们如何才能精确地分辨出声音和音高呢？

每听一个句子,内毛细胞中 3 排"外部"内毛细胞会逆向运作。它们不是"听",而是"说"。脑向外毛细胞发送信号,促使它们移动,从而发出声音。人们认为,这有助于微调基底膜,并作为特定声音的放大器(这样我们就能在嘈杂的房间里"挑选"出对话——"鸡尾酒会效应")。脑输出到达耳朵的信号非常强,有时甚至能听到耳朵发出的声音。这些"耳声"是婴儿听力测试的基础:发出一个音调,麦克风倾听耳中的回音。如果婴儿能听到,说明他们的听力系统已经开始运作。

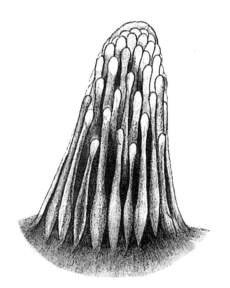

图 14-5 毛细胞的"毛发"(立体纤毛)

另一种独特的属性是探测声音方向的能力。在猫头鹰、蝙蝠和海豚身上,这种能力已经达到了极其复杂的程度。而在人类身上,这种能力也得到了很好的发展。使用两只耳朵，我们就可以根据声音的大小来判断其方向来源。然而，这并不是唯一的线索。声音到达一只耳朵后，经过百万分之一秒到达另一只耳朵，这一现象为我们提供了关于方向的最有效信息。脑中有特定的神经元群，它们只对来自特定方向的声音做出反应。耳朵的形状和位置（大多数人的一只耳朵比另一只稍低）也促使我们使用类似线索来判断声音的方向来源，但这不会影响到达每只耳朵的相对音量。有了这样一个复杂的听力系统，我们能做的不仅是能听来自一般环境的声音或噪声，我们还可以听到另一种类型的声音：音乐。

## 音乐和脑：外部世界的音乐在内部奏起交响乐

现代人演奏骨笛、打击乐器和口簧琴至少已有3万年的历史，尼安德特人留下的骨笛已有5万多年的历史。所有目前已了解到的人类社会都有音乐，而音乐鉴赏力似乎是人与生俱来的。8周大且未学过语言的婴儿也会对音乐有反应，他们会逃避不和谐的声音。音乐对我们的情绪有显著的影响，脑部扫描研究表明，音乐与性、巧克力等一样，能激活负责加工快乐的脑区。

但是，音乐为什么存在呢？难道是音乐鉴赏具有生存优势，因此在进化过程中被保留下来？还是有其他原因，比如意外的脑连接结果（如达西·汤普森提出的拱形屋顶）。研究表明，也许没有专门的脑区负责加工音乐，但是许多不同的脑区会同时对音乐进行分析，包括用于视觉或语言的脑区。具体的区域会根据听音乐的人的经历而有所不同，它有很强的可塑性，因此即使稍微学习些音乐，也能改变脑处理音乐的方式。

从历史上看，导致音乐理解问题的神经病理性因素，一直被用于解读脑处理音乐的方式。患有类似问题的两名作曲家导致研究者产生这样的想法：语言和音乐在脑中是分开进行处理的。1933 年，莫里斯·拉威尔（Maurice Ravel）患上了一种病症，他无法创作音乐，但仍然可以听到音乐，弹奏音节，且语言文字和表达能力都没有受到影响。这种与音乐相关的问题等同于语言输出的问题，后者见于布洛卡区受损的患者。1953 年，俄罗斯作曲家瓦萨利昂·谢巴林（Vissarion Shebalin）突发卒中，导致语言表达和语言接受出现障碍，即不能理解语言，也无法说话，但仍能作曲。

现在我们知道，音乐和语言的某些共同方面是由脑共同进行处理的。句法就是一个例子。对语言来说，句法是将词结合，产生有意义的句子；对音乐来说，它是将音符结合，产生有意义的乐曲。脑扫描研究似乎表明，脑额叶的一部分被用来构造有意义的语言和音乐"句子"。

## 听音乐：没有文字的歌曲

听觉皮质会将通过丘脑传入的声音成分分解成音调、旋律、节奏、和声和音色。每个部分都由脑的不同部位来处理，但通常来说，右侧颞叶是最常用的，尤其是非音乐家。音调主要由听觉皮质本身处理，右侧颞叶则负责分析旋律。音调则是由两侧颞叶来确定。根据声音的持续时间，右侧颞叶分析和声和音色，节奏则两侧都能处理。咔嗒声、语音一样的声音由左侧颞叶处理，而持续时间较长的、有节奏的声音则由右侧颞叶来处理。此外，想象音乐也能激活脑的这些区域。

一般来说，音乐家有更大的脑区负责听觉，对声音的反应也更敏感。事实上，音乐家的听觉皮质是非音乐家的1.3倍。感觉皮质、运动皮质、小脑和胼胝体也有类似的变化。虽然这些不同的区域都被用来处理音乐，但音乐最重要的组成部分是它所传达的情感。

---

## 【妈妈语：母亲通用的、本能的语言】

在所有文化中，父母都用"妈妈语"与婴儿进行交流。"妈妈语"是具有音乐性质的，由音高广泛的声音、旋律和韵律短语组成。婴儿会本能地对这种声音和其他音乐声音做出反应，他们能分辨两个相似音调的不同，节奏和韵律的变化，且能识别不同音调的相同旋律。由北爱尔兰贝尔法斯特的彼得·赫珀（Peter Hepper）带领的科学家们发现，即使胎儿也能够将孕期母亲每天看的肥皂剧主题曲与其他曲子区分开来。

## 音乐对情绪的影响

音乐能直接影响脑处理情绪的边缘系统。脑部扫描显示,冲突的、不协调的声音会激活脑边缘系统中处理不愉快情绪的区域,和谐的、悦耳的声音则会在处理愉快情绪的区域引起反应。所以,音乐会直接影响我们的心率、出汗、呼吸和血压。对音乐的情绪影响而言,有意识的理解并非必不可少的。曾经有一位双颞叶听觉皮质受损的女性,她无法识别音乐的任何显著特征(尽管其语言中枢没有受到影响)。不管音乐多么不同,她还是难以区分两种不同的曲调,她也分辨不出以前听过的音乐。然而,尽管无法理解音乐,她对音乐的情感反应却完全正常。换句话说,尽管理解曲调需要颞叶,但是边缘系统可直接对音乐的情感做出反应。而边缘系统是早期人类脑的一部分。那么,音乐是如何直接内嵌到这一系统中的呢?座头鲸和鸟类的歌声与我们的音乐有许多相同特点,包括相似的打击节拍、纯音调和相似的音阶比例。鲸鱼的"歌曲"与人类的音乐有相似的时长,很少比民谣短或比交响乐长;并且整体结构也很相似,通常遵循 ABA 模式,即主题、阐释和再现主题,只略有不同而已。因此,音乐似乎是动物交流中与生俱来的一部分,而人类只是更进一步,就像语言表达一样。

---

语言、听力和音乐是人类文化和社会的重要组成部分,很难想

象,假如没有它们这个世界会怎样。它们在空气中产生的振动被耳朵捕捉并分析;之后信号被发送到脑的语言区域,在几秒钟内,不费力地被转换为象征意义或情感意义。这会改变我们的行为,使我们产生类似的振动,或者以特定的方式行动。由此可见,声音释义是人类脑的一项了不起的壮举。

## THE BRAIN
章末总结

1. 语言是人类独有的技能。
2. 人类有形成正确连接的特定脑区,能使人学会一种语言,但它不是为学习特定的一门语言而设定的。人类的脑具有可塑性,它被设计成能自动习得语言,并且可以习得任何语言。
3. 威尔尼克区:负责言语理解。如果这部分受损,人会产生接受性语言障碍,即无法理解语言,所有语言对患者而言听起来都像外语。
4. 布洛卡区:负责语言输出和言语的流畅性。如果这部分受损,人会产生表达性语言障碍,即能够理解事物,但无法用语言来对其回应。
5. 内耳是人类体内唯一一个完全机械的器官,以一种美丽而优雅的方式将机械能直接转化为电能。

# 15

## 情绪和边缘系统：
## 人之所以为人的重要原因

为什么说边缘系统使人类从所有动物中脱颖而出？
为什么颞叶癫痫会引起一些神秘的体验？
为什么说眶额皮质最能定义何为社会性动物？
一见钟情的感觉主要与脑中的哪一区域有关？
有关情绪的学习主要与脑中的哪一区域有关？

> 我不在意别人的赞扬或责备，我只是随波逐流。
>
> ——莫扎特

> 世界上最美好的东西看不见也摸不着，它们必须通过内心深处才能被感知到。
>
> ——海伦·凯勒

边缘系统围绕着脑半球的内部，主要位于颞叶内部，包括海马、杏仁核和下丘脑等结构（见图15-1）。1878年，法国外科医生布洛卡注意到，所有哺乳动物的脑中都存在这种环状结构或类似的东西。他推断，脑的这一部分参与了"动物性"过程，这与大脑皮质的智力功能相对应。该区域也负责嗅觉（最近，整个边缘系统被称为"鼻脑"），但与嗅觉的联系并没有为边缘系统的功能添彩，因为嗅觉在科学界或医学界不重要。因此，人们才开始理解边缘系统的价值。

事实上，并不是所有人都认为脑的边缘系统只负责处理嗅觉。一种观点认为，它起到连接预期与实际经历之间的桥梁的作用，因此对记忆很重要。另一种说法则认为，边缘系统可能在"与情感表达有关的反应"中发挥着作用。此外，还有一种观点认为，边缘系统可能控制一般情绪。

15　情绪和边缘系统：人之所以为人的重要原因

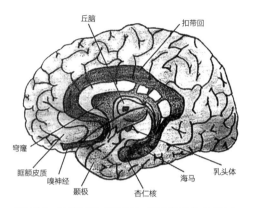

图 15-1　边缘系统（部分图，脑两半球的交界面）

20世纪30年代末，美国神经病理学家J. W. 帕佩兹（J. W. Papez）发表了论文《被提议的情感机制》（*A Proposed Mechanism of Emotion*），文中提到，边缘系统可能在人类行为中扮演重要角色。他提出，情绪起源于海马，信息被传递到乳头体，然后信息通过丘脑被传递到大脑皮质最深处的扣带回，于是人们便体验到了情绪。该想法经过多年的修正，目前还包括了脑的其他部位，但总体来说，我们现在也认为，边缘系统处理情绪、记忆和嗅觉。为了表彰他的工作，这条通路被称为"帕佩兹环路"。

## 边缘系统的进化：使人类从所有动物中脱颖而出

帕佩兹环路只是边缘系统的一部分，边缘系统还包括杏仁核和脑的前部。它大致分为3个部分，每一部分都有自己的功能。

第一部分是杏仁核和海马的前部，此部分主要参与自我保护，特别是进食、寻找食物以及与吃和获得食物相关的打斗和预防行为。对大多数动物而言，嗅觉系统是该部分边缘系统的主要信息输入端，就像下丘脑，可传递饥饿感和饱腹感的信号。具体来说，杏仁核负责学习恐惧反应，为身体战斗或逃跑做准备。杏仁核的恐惧反应基于认识到可怕的情况，也许相当复杂。这意味着输入信息在进入杏仁核之前，脑的大部分区域已经对信息进行了解释，并评估了其威胁性。

第二部分是位于丘脑前部的神经元集合，即扣带回的内侧部分和海马尾端。这一部分负责生殖功能，并参与性功能和性行为，促进社交和交配。嗅觉系统和下丘脑也参与这部分的边缘系统。

第三部分是扣带回外部及其与脑的外层连接。丘脑的前部嵌入这一区域，但是嗅觉系统和下丘脑没有嵌入。这部分边缘系统在哺乳动物的脑中高度发达，但是爬行动物根本没有这一区域。它负责哺乳动物特有的亲代照料和家庭群体特征。这部分边缘系统和疼痛中枢之间有联系，表明由家庭分离引起的痛苦是与生俱来的。

## 情绪神经回路中的结构

### 杏仁核

杏仁核可直接从丘脑接收简单的威胁信号，如爆炸声。识别这些可能的威胁不需要进行复杂的处理，所以它们可以直接进入杏仁核。如果威胁信号较复杂，如由一张特定的脸或社会状况来表示威胁，则该信号必须来自外皮质的联合皮质中枢，因为它必须被识别为可能的威胁。杏仁核的输出直接进入下丘脑和脑干，在此，对应的反应会被激活，如心跳加快、出汗和呼吸等。同样，也有输出到扣带回，这一区域处理信号的情感意义。如果没有这一回路，我们就不会对拿着玩具枪的孩子和拿着真枪的成年人之间产生情感差异。在手术过程中，用电子探针刺激杏仁核可能会导致患者产生各种状况，如从轻微焦虑到愤怒、恐惧及被人尾随的感觉等。

从进化的角度来看，物种越社会化，其杏仁核越大。杏仁核受损的人会失去与他人适当互动的能力，有些人会发展成性欲亢进，或者像婴儿一样，会着迷于把东西放进嘴里。总体来说，杏仁核受损会导致情绪平静、情绪低落、无法识别攻击性。

此外，杏仁核在记忆中也扮演着重要的角色。在右利手人群中，右侧杏仁核用来进行潜意识的情绪学习，左侧杏仁核用来进行有意识的情绪学习。

**颞极**

颞极位于颞叶的顶端，接收来自边缘系统其他大部分区域的输入。右利手的人用左侧颞极来记住与表情相匹配的名字。右侧颞极的全部作用目前尚不清楚，但是我们可以用它来识别悲伤的表情。

## 扣带回

当杏仁核识别威胁并控制情绪时,扣带回会评估体验的情感意义,如记录面部表情背后的情绪。因此,它对社会互动非常重要。扣带回受损的人无法感受到疼痛的情感成分,即不会再生气或流泪。这种情绪的丧失意味着他们没有动力再去从事曾经喜欢的活动。

扣带回的前部负责直觉。当我们面对许多选择时,比如在社交或新的情境中,尤其是不知道结果的情境中,它可以将我们的注意力引向潜在的解决方案。

## 眶额皮质

眶额皮质位于眼睛的后面,它在嗅觉、味觉和视觉等输入方面起着重要作用,它很可能是我们体验"一见钟情"的部位。它对社会互动、控制对社会环境的反应、心率和血压变化、呼吸反应、面部脸红、瞳孔大小及紧张感都很重要。学会应对和控制这些自主功能是青春期的重要任务。

眶额皮质还负责我们的意识,帮助我们审查、自我监督,并将经验融入有关行为的决策中。我们用它来猜测别人的心理状态,推理出社会问题,即从他人的角度看问题。有人可能会说,眶额皮质最能定义什么是社会性动物,它似乎在阿斯伯格综合征等导致的功能障碍中扮演着重要角色。

扣带回和眶额皮质共同整合对某一情境的智力、情感和自主的理解，如果两者是分离的，理智可以做出决策，而不必意识到个体的情感消耗。经常这样做的人被描述为反社会人格（以前被称为精神变态）。他们似乎没有良知，因为他们不仅无法同情他人，而且纯粹是出于理智原因而做出的决定。此外，情感和理性的分离是判断社会行为的一个有效而重要的特征。它可以导致人们做出不计后果且需要巨大勇气的行为。但为什么有人是英雄而有人是罪犯？这仍然是个谜。

---

**【濒死体验和宗教信仰】**

1975年，医生雷蒙德·穆迪（Raymond Moody）写的一本关于濒死经历幸存者的书荣登畅销书排行榜。几乎所有人都报告了相似的愉快经历，一种"身外"的经历：人们沿着一条通向光明的隧道前行，遇到了一束光或宗教人物，他们帮助人们评估自己的生活，最终决定重回现实世界。一般来说，这些主题有所不同，其中以感到爱人的存在、安全感、和平与幸福较为普遍。宗教经历往往和个人预期相一致。这种经历会发生在认为自己快要死的人身上，但实际上他们并没有死。有过超重耐力训练（G-force training）的飞行员常常经历类似的事件。边缘系统似乎对这些濒死体验至关重要,异常放电是其触发点,这可能是由缺氧或极度压力所导致。

## 颞叶癫痫:情绪无处不在

癫痫的根本原因在于脑任意部位出现的自发放电。正因如此,它对"本能"实验十分有用。让癫痫患者报告他们在癫痫发作时的体验,并记录下电磁干扰的情况,我们就能发现脑的各个部分如何引发我们对世界的体验。我们从这些研究中了解到,对边缘系统的损害会导致我们大笑或哭泣。

有一种特殊形式的癫痫,其病因是颞叶的电磁干扰,它可由强烈的情绪引起。颞叶癫痫患者可能也会经历一些与其他神经系统相关的症状,如感觉、视觉或听觉等系统,这意味着来自这些系统的信号会进入脑的边缘系统。所以,任何感官刺激都会直接影响我们的情绪。边缘系统是心脏和头部存在差异的重要线索,当我们被直觉引导时,即被边缘系统引导处理来自内部感觉和外部感觉的信号。当我们被头部或者脑引导时,大脑皮质最晚进化的部分会引导我们思考这些信号。

颞叶癫痫发作会引起神秘体验,如果这种电磁干扰对杏仁核的影响特别大,那么患者可能会体验到一种怪诞的意象。

这种经历通常具有普遍的情感色彩，它可能令人不快、恐惧或难以用语言描述。可能由于它独立发挥作用，而大脑皮质的其他部分没有参与其中，进而无法将其放入可以理解的场景中。

## 【麦角酸二乙基酰胺】

麦角酸二乙基酰胺，简称 LSD，最初是由化学家霍夫曼（Hoffman）合成的。人们很快发现它在某种情况会引起深刻的神秘体验。作为一种医学诱导神秘的启示，人们希望它能治疗酒精滥用。效果很成功，但它很快就声名狼藉了，因为它被用作街头毒品。LSD 能刺激边缘系统，模糊了现实与幻想之间的界限。

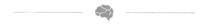

从某种意义上说，情感是脑的原始部分，因为许多动物身上都有情绪神经回路，但它是我们为人的一个重要原因。进化后期出现的情绪回路——大脑皮质，使我们产生依恋、家庭、爱、无私和共情的感觉，以及一种理解世界的途径，它能填补外部的理性、逻辑之路，即思考。

## THE BRAIN
章末总结

1. **边缘系统**：围绕着脑半球的内部，主要位于颞叶内部，包括海马、杏仁核和下丘脑等结构。
   - **杏仁核和海马的前部**：主要参与自我保护，特别是与进食、寻找食物、与吃和获得食物相关的打斗和预防行为；
   - **扣带回的内侧部分和海马的尾部**：主要涉及生殖功能，并参与性功能和性行为，促进社交和交配；
   - 扣带回的外部及其与脑的外层连接。

2. **情绪神经回路的结构**：
   - **杏仁核**：这部分受损会导致情绪平静或情绪低落，无法识别攻击性；
   - **颞极**：接收来自边缘系统其他大部分区域的输入；
   - **扣带回**：当杏仁核识别威胁并控制情绪时，扣带回会评估体验的情感意义；
   - **眶额皮质**：负责意识，帮助我们审查、自我监督，并将经验融入有关行为的决策中。

# 16
# 脑研究技术的发展：
# 发现并诊断各种疾病

20 世纪的脑研究技术取得了哪些突破性进展？

早期出现的哪些技术至今仍在应用？

X 光与磁共振成像有什么联系和区别？

如今我们能在多大程度上观测脑的各个部分？

> 明智而仁慈的外科医生不会打开患者的腹部、胸部和头部。
>
> ——约翰·埃里克·埃里克森（John Eric Ericksen）

直到 20 世纪，研究活人的脑仍是一项不够理想的（坦率地说，是冒险的）工作。19 世纪晚期，脑部显微镜检查取得了明显的进步，但存在一个缺点，那就是只有在人死后才可能对其脑进行检查。尽管如此，我们在理解、分类脑疾病方面还是取得了巨大的进步。在此前的几个世纪里，对脑功能的研究仅限于各种武器造成不同类型的头部创伤的影响，偶尔也会在颅骨上钻个洞来"使点儿坏"。

目睹当今的科技发展，想从广阔的历史背景中来判断技术发展真正的重要性绝非易事。但是，计算机科学的进步使研究活人大脑的扫描仪得到发展，它很可能将被我们的后人看作重大的进步。计算机体积的缩小和近期计算机电路运算速度的提高，使得新的脑成像技术得以发展。虽然当前科技的目标是提高诊断水平，但在未来的 50 年里，我们很可能会应用非侵入式的方法进行治疗。当考虑用放射疗法治疗某些类型的脑瘤时，我们现在可以使用脑成像与多束 X 射线相结合的方式进行指导。单束 X 射线无效，但多束聚集一起则效果倍增，这样某特殊病区就可以得到治疗。

## 神经生理学测试：电刺激与反应

如果通过颅骨观察一个有意识、能思考的人的脑，而且脑最活跃的部位会发光，那么我们将会看到，在脑表面有一个明亮的点，边界奇妙、波动，大小和形状不断变化，被或深或浅的黑暗包围着，覆盖了整个脑半球。

——巴甫洛夫

巴甫洛夫以条件反射研究而闻名。在这项研究中，狗将各种刺激与食物联系在一起，并且开始以分泌唾液作为反应。巴普洛夫很有先见之明地描述了我们现在已知的脑中不断发生的电活动。神经生理学是涉及电刺激和神经活动记录的医学分支。几十年前，法国生理学家弗卢朗曾经用电流刺激动物的脑和人脑的不同部位，想看看接下来会发生什么。幸运的是，在接下来的150年里，这些技术变得更加精细，并且不再需要暴露脑。然而，在现代的脑外科手术中，医生仍然通过电对脑进行直接刺激。当手术接近负责表达和语言的"雄辩区域"时，这就非常关键了。如果对某个区域的刺激会导致患者失去说话或讲道理的能力，那么外科医生要避免伤害到该区域。

## 诱发电位：一边刺激，一边记录

诱发电位（evoked potential，EP）记录有点像在电路中测试电阻，其基本原理是在一侧刺激并记录，在一侧使用黏性电极片。测试从 3 个方向进行：第一，从前到后，刺激眼睛（如用方格图案）并记录视觉皮质的活动；第二，在大约水平方向，沿着脑通过脑干，向耳朵提供刺激，记录听觉神经的活动；第三，刺激四肢的神经，记录头顶的反应。诱发电位检测神经对此类刺激反应的延迟，有助于诊断某些炎症性疾病，如多发性硬化——神经的绝缘髓鞘受损，神经传导速度明显减慢。

最新的一项技术来自磁刺激的进展，磁刺激导致脑中产生短暂的电流，刺激神经元，通过记录刺激对周围肌肉的影响，我们可以了解脑和肌肉之间的神经通路。这种方法需要一个能够提供高电压的电容器，然后释放电流并允许其通过线圈形成一个磁场，继而进入脑并诱导脑皮质放电。最初它是一种诊断工具，现在已经发展成为一种治疗手段，特别是在对某些心理疾病的治疗中，常常会用低压电流进行重复刺激，这是一种替代传统电休克疗法的方法。

## 脑电图：对脑电波的研究

脑电图，从广义上说是对脑电波的研究。在测试脑电图时，通常会将大约 12 个电极放置在头部表面的关键点上，来记录神经活动。我们可以看到 4 种主要的脑活动类型，按波的频率（从最慢到最快）分为 δ 波、θ 波、α 波和 β 波。α 波是人们正常状态下的脑电波，随着精神集中会趋于消失，特别是当人们进行视觉活动时。

β 波峰值更小，在所有年龄段中都很常见。θ 波和 δ 波被称为慢波。睡眠中，θ 波会频繁出现，而如果一个成年人在清醒时出现大量 θ 波则是异常的状况。δ 波通常只在深度睡眠时出现，代表脑的更深层结构的活动。

脑电图对于发现异常的脑活动十分有效，这些活动可能与癫痫、头部损伤、脑部肿瘤、脑部感染和炎症、化学物质紊乱及部分睡眠障碍有关。脑电波测试可以快速地在清醒或入睡的人身上进行，或者也可以在人们日常生活中进行长时间的记录。

## 电击疗法：在效果与道德之间寻求平衡

电击疗法（electro-convulsive therapy，ECT）是精神病学中的一种疗法，不属于神经生理学中的一部分。提起电击疗法时，大多数人会立刻想起《飞越疯人院》中的骗子兰德尔·帕特里克·麦克墨菲（Randle Patrick McMurphy）。麦克墨菲追求制度化服务以逃避常规的监狱工作。为了平息他对独裁政权的反抗及对其他患者的煽动，精神病院对他进行了严酷的电击疗法，让他几乎变成了一具僵尸。实际上，现实中已经有用电击疗法来制服"麻烦制造者"的案例。在某种程度上，人们通常会把电击疗法与控制自由意识联系在一起，所以它在人们心目中已经留下一个不合理的恶名声。

然而近年来，这一疗法的声誉在某种程度上得到了恢复，尤其因为它可以非常有效地治疗抑郁症以及一些对药物治疗有耐药性的精神障碍。尽管一些进程是常规的，但治疗效果很快就会表现出来。用电击疗法治疗癫痫发作时通常持续时间为 30～60 秒，并给患者服用肌肉松弛剂和麻醉剂，同时由麻醉师监护。但是该方法仍存在一些争议，如是将电流施加到头部的一侧还是两侧。另外，人们对电击疗法造成短时记忆丧失（一种公认的并发症）也有一定的担忧。除此之外，生活质量的下降与一些精神疾病的关系、缺少治疗会有自杀风险等因素也需要考虑。与许多疗法一样，这一疗法必须在风险和收益之间取得平衡，不过电击疗法正在成为一种更容易被接受的疗法。

## 瓦达试验：麻醉脑的一半

对几乎所有右利手和大多数左利手的人来说，左脑是语言技能的优势脑，现代脑成像技术已经证明了这一点。通过让人们在扫描仪中执行语言任务，我们可以看到脑被激活的部位。这些方法还在发展中，此外还有一种不同的方法，就是麻醉一半的脑。

异戊巴比妥普遍被称为"真正的药"。大约 70 年前，日本神经病理学家约翰·瓦达（Juhn Wada）试图将异戊巴比妥注入一条颈动脉（左右两条颈动脉是脑各自半球的主要供血源），其作用是暂时麻醉脑半球。在麻醉剂的作用下，一位神经心理学家向被试展示图片和文字。在接下来的几分钟，药效逐渐消失，让被试回忆所看到的东西，然后进行重复测试。大体来说，如果不能回忆起物体或单词，就意味着当时负责这些功能的一半脑"睡着"了。这个结果，显然对外科医生在这个脑半球进行手术的意愿有重要影响。

## 脑成像：在空间和时间的维度上探究脑

神经影像学的发展使得人类对脑的详细研究成为可能，可以说，相比于任何其他技术，它更彻底地改变了人们对活体患者的神经系统疾病的研究。脑成像包括脑区的空间分辨率和时间分辨率。空间分辨率可以达到组织水平（如可区分灰质和白质），甚至超过显微镜水平（如探索存在于不同神经类型上的受体）。时间分辨率可以提供脑不同部位的血流信息，从而给出"激活"的概念。这一技术可以扩展到脑如何使用能量方面的研究。

### X 射线：透视你

X 射线是由德国物理学家威廉·伦琴（Wilhelm Röntgen）于 1895 年发现的。当时他正忙着从事阴极射线实验，房间里一片黑暗，突然发现不远处桌上一块荧光屏发出闪光，即 X 射线。在新的 X 射线（之所以这么叫是因为当时其性质未知）路径上，他将妻子的手暂时固定在一张照相底片前，之后得到了一张妻子手骨的图像，周围是肉，甚至显示了她的戒指。X 射线揭示了这样一个原理：不同的组织在向感光板移动时会吸收不同量的 X 射线。

用 X 射线来观察脑存在一个问题，即颅骨很碍事。骨骼会吸收大量辐射，而脑本身对辐射剂量的增加相当敏感。我们在 X 光片上看到头盖骨的图像对观察脑部问题毫无用处，但在当时，这已经是一个巨大的进步了。

尽管磁共振成像（magnetic resonance imaging，MRI）已开始取代 X 射线，但是在血管造影领域，X 射线仍旧有利用价值，因为它可以显示脑血管。血管的异常扩张（如动脉瘤）可以通过向血管中注入染料而显现出来，而 X 射线不能穿透这种染料，因此可以勾勒出动脉瘤的轮廓。通过这种方式，我们可以找到某些类型的脑出血的原因，继而可以将夹子附在动脉瘤上或将线圈插入动脉瘤内，以防止其复发。

**气脑造影术和脑室造影术："一个空脑袋"**

在谈及脑成像的历史时，很重要的一点是，在脊髓液中引入气体来尝试定位颅内异常。气脑造影的原理是用空气替换脑脊液，从而可以提供一种对比介质，因为空气在 X 射线中的密度要比脑脊液低得多。与标准的腰椎穿刺术不同，这种技术体验非常痛苦，有时甚至会致命。脑室造影则是通过颅骨上的小洞将空气直接注入脑腔。

这些技术在 20 世纪 70 年代都被第一次脑扫描所取代了。

## 计算机轴向断层扫描：离不开 X 射线

人们仍然把第一次脑扫描称为 CAT 扫描（计算机轴向断层扫描），但是近期，这项技术已经被简称为 CT。英国电气工程师戈弗雷·纽博尔德·豪恩斯菲尔德（Godfrey Newbold Hounsfield）爵士和南非物理学家艾伦·麦克劳德·科马克（Allan MacLeod Cormack）因这一发明而获得了诺贝尔生理学或医学奖。20 世纪 50 年代末，豪恩斯菲尔德已经领导 EMI 公司的设计团队在英国创造了第一台全晶体管计算机。

CT 扫描仪仍然使用 X 射线，但是探测器被安装在一个旋转的框架上，人的头部位于一个类似"甜甜圈"的装置中间，这样就能通过 X 射线对头部进行多角度测量。1972 年，第一台扫描仪首次用于患者。它花了几小时获取一张脑数据切片，又用 24 小时将其重建成图像。如今，一个切片可以在不到一秒内获得并立即进行重建（缘于计算机技术的进步，而非图像重建数学的发展）。

另一种技术进步则出现在 20 世纪 80 年代末，即螺旋 CT 的发明。在该发明中，X 射线相机会向下螺旋旋转，在半分钟内就能将整个器官的数据收集完成，这也促进了 CT 血管造影技术的发展。

在脑成像领域，由于 X 射线存在局限，加上颅骨较厚等因素，CT 仍然受到限制，特别在显示脑后部的小脑和脑干等区域。虽然 CT 可以检测到脑组织较明显的异常，如肿瘤，但是扫描的分辨率还不足以检测到小肿瘤。相比于其他脑部扫描机器，CT 的优势在于：在检测脑出血（图像上显示为白色）、小骨折和颅骨其他异常的脑内或周围血液时要更快一些。在这些方面，它与真正的革命性发明——磁共振成像，并驾齐驱。

## 磁共振成像：发现良好振动

核磁共振是磁共振成像的基础。20 世纪 50 年代，人们发现不同的材料在不同的磁场强度下可以产生共振，这与酒杯边缘在特定频率下振动时能"振铃"的方式相似。

磁共振研究始于 20 世纪 70 年代，并于 1980 年首次在患者身上进行扫描。这项发明要归功于英国物理学家彼得·曼斯菲尔德（Peter Mansfield）和美国化学家保罗·劳特布尔（Paul Lauterbur），他们的研究工作为其赢得了诺贝尔生理学或医学奖。另一位美国科学家雷蒙德·达马迪安（Raymond Damadian）在研究癌症患者肿瘤期间，发表了关于磁共振成像的观点，有人认为他创造了第一张人体磁共振图像。

那么，MRI 的工作原理是什么呢？我们知道，所有物质都由原子构成，而所有原子都由原子核和周围带负电荷的电子组成。原子核由一个或多个质子（带正电）构成，也可能含有中子（不带电）。最简单的原子是氢原子，它包含一个质子和一个电子。磁共振成像可探测质子，意味着它善于探测氢原子。由于氢是构成人体的水

(约占 70%)的主要成分,因此 MRI 在人体成像上特别突出。

施加足够强的磁场会使质子沿着磁场的方向排列,目前的磁共振扫描仪的磁场强度是地球引力的 1.5 万~9 万倍。这就解释了为什么所有的金属物体都必须从磁共振扫描仪的"门口"移走,因为它们很可能以飞快的速度在房间里飞来飞去,中途无法停止。由于同样的原因,遭受过弹片伤害的人、眼里经常有碎片的金属工以及骨头上装有某种金属板或关节置换的人,在做 MRI 前必须仔细检查。而要产生如此强的磁场,需要能够承受高强度电流的超导体,以及一个"外壳",里面充满液氦,以防止温度过高。

躺在扫描仪里的人,他们脑组织内的质子都朝同一个方向排列,但是他们觉察不出这一点,这并不奇怪。随后,扫描仪会产生无线电脉冲,使质子共振,并产生"MR 信号"(会导致巨大的撞击声,对接受扫描的人来说可能很可怕)。当外部无线电脉冲停止时,质子再次与磁场对齐所需的时间取决于组织的特性。当无线电脉冲被反复开启和关闭时,扫描仪的探测部分会接收到脑中质子释放出的能量,这样就会重新形成一个三维的黑白地图。

现代磁共振成像扫描仪产生的图像看起来和我们放在桌上的脑切片一样好。并且,它不涉及 X 射线或其他有害辐射,这是一种额外的优势。尽管如此,许多人还是不喜欢磁共振扫描仪的封闭空间,人们将其称为"鱼雷发射管"。虽然他们以前可能从未患过幽闭恐惧症,但有时狭小的空间和巨大的噪声会让他们受不了。幸运的是，大多数脑扫描仪都有一个与外界的对讲机，以保证被检测者的安全，甚至还有电视来分散其注意力。

MRI 的磁场强度有上限吗？虽然目前只在研究单位使用，但已有超过地球重力场 20 万倍磁场的扫描仪。这些扫描仪的图像可以显示出脑组织中最小的毛细血管。但是，接受扫描的科学家也经历了一些轻微的视幻觉，大概是因为他们的视觉皮质被激活了。其他方面的磁共振成像仍在继续发展，在一定程度上它不仅提供了 CT 无法比拟的脑和脊髓解剖结构的精美图像，且由于改进，无须注射任何染色剂就可以看到脑的血管。

MRI 的发展开启了另一个激动人心的领域——功能性磁共振成像。有了这项技术，我们就有可能研究血液经过脑时的流动和氧气使用情况，并且可以与各种各样的任务相结合。例如，让人们看一些引发强烈情绪的图片，从而揭示脑被激活的部位。就这样，科学家们第一次对脑功能有了真正的了解。

## 正电子发射计算机断层扫描：脑遇到了反物质

首次功能性脑成像是通过使用正电子发射计算机断层扫描仪完成的。这项成像技术使用了反物质（带正电的电子）作为血液中的放射性示踪剂。生于 1939 年的科学家迈克尔·费尔普斯（Michael Phelps）被认为是第一台正电子发射计算机断层扫描仪的主要贡献者，这台仪器在 1973 年制造于华盛顿大学。第一台商用的全身成像的正电子发射计算机断层扫描仪是在 1976 年末出现的。

正电子发射计算机断层扫描仪依赖于正电子衰变，这是一种放射性现象。某些放射性物质在衰变时会释放带正电的粒子——正电子。它是所有原子中带有正常且大量负离子的"反物质"的对应物。虽然我们还没有完全达到"曲速旅行"（warp drive）和"传输光束"（transporter beams）的水平，但一切都有了《星际迷航》的影子。当正电子与它的"物质"等价物（带负电的电子）发生碰撞时，能量会以互相呈 180 度角的两束光释放出来。个体周围的探测器环可以确定并记录发生碰撞的部位，在注入示踪剂后会发生数百万次此类碰撞。理论认为，在特定任务中，含有示踪剂的血液会优先被某个脑区吸收，或者示踪剂本身会短暂地与一组神经元上的受体结合，那么"热点"将在有较多碰撞的部位被检测到。因此，根据使用的示踪剂类型，脑活动或神经受体位置的成像图片将被建立起来。

那么，制作示踪剂需要什么呢？粒子加速器或称回旋加速器，以高速轰击的化学元素产生正电子发射衰变的放射性物质。之后，化学家将这些分子附着在将被追踪的物质上。例如，葡萄糖是脑的主要能量来源，那么葡萄糖就可以用作观察脑活动的示踪剂。目前，正电子发射计算机断层扫描仪被广泛地用于检测某些类型的脑肿瘤和癌症。专门以此种扫描仪作为研究对象的较少，它主要作为一种研究工具。它在神经科学领域享有盛誉，人们通过它对帕金森病有了更深入的了解。

如今有了研究活人脑的技术，且这些技术正在不断地发展完善。提高功能性扫描的分辨率及得到精确的三维脑电图可能是未来的研究方向。有了现有的研究方法，我们就可以在不冒很大风险的情况下，不费吹灰之力地发现关于脑的更多信息。

## THE BRAIN
### 章末总结

1. **诱发电位记录**：有点像在电路中测试电阻，基本原理是一边刺激一边记录。检测神经对此类刺激反应的延迟，有助于诊断某些炎症性疾病。
2. **脑电图**：对脑电波的研究，需要将大约12个电极放在头部表面的关键点上以记录神经活动。脑电图对发现异常的脑活动非常有效。
3. **电击疗法**：精神病学中的一种疗法，能够有效地治疗抑郁症以及一些对药物治疗有耐药性的精神障碍。
4. **瓦达试验**：暂时麻醉一个脑半球。
5. **脑成像**：彻底改变了对活体患者的神经系统疾病的研究。在脑成像中，空间分辨率可以达到组织水平，时间分辨率可以提供脑不同部位的血液流动信息。

6 **X 射线**：它揭示了一个原理，即不同的组织在向感光板移动时会吸收不同数量的 X 射线，目前仍在使用 X 射线进行血管造影。

7 **气脑造影与脑室造影**：气脑造影的原理是用空气替换脑脊液，从而可以提供一种对比介质；脑室造影就是通过颅骨上的小洞将空气直接注入脑腔。

8 **计算机轴向断层扫描**：仍然使用 X 射线，可检测到脑组织的大的异常，如肿瘤，但扫描分辨率不足以检测到小的肿瘤。

9 **磁共振成像**：它产生的图像和放在桌上的脑切片一样好，且它不涉及 X 射线或其他有害辐射。

10 **正电子计算机发射断层扫描**：首次功能性脑成像是通过使用正电子发射计算机断层扫描仪完成的。这项成像技术使用带正电的电子作为血液中的放射示踪剂。

# 17

# 衰老与死亡：
# 长生不老的科学密码

如何判断脑已经死亡？

如果换了大脑，我们会成为另外的人吗？

是什么阻止我们长生不死？

衰老是由进化导致的吗？

仿生学可以解决衰老问题吗？

> 无数人渴望长生不老，可是他们不知道在一个下雨的周日下午做什么。
>
> ——《愤怒在天空》( Anger in the Sky )

## 脑死亡后，人会进入什么样的状态

脑死亡是脑功能不可逆转的丧失，不同国家对其标准不同，且存在巨大的伦理、法律和宗教分歧，但一般来说，当脑干反射、肌肉反应和呼吸驱动都不存在时，就会宣布脑死亡。当然，首先必须排除某些特殊状态，如体温过低或药物影响。

在某些情况下，确认脑死亡非常有必要。因为此时人的心脏可能还在跳动，其他身体器官也在运作。理论上讲，如果一个人继续使用呼吸机，他可以永远保持这种状态，食物直接进入血液；如果脑死亡已经发生，那么个体就不会有脑干反射，包括瞳孔对光的反应和所谓的头眼反射（Doll's eye），眼睛看起来注视着远处的物体，而不是朝前。其他一些测试方法是将冷水注入耳道，眼睛对此会有眼球震颤、对接触角膜的眨眼、呕吐和咳嗽等反应。通过移除呼吸管并监测二氧化碳的蓄积来测试呼吸动力，二氧化碳通常是呼吸的强大动力。如果有疑问，则必须用专业测试来确认脑死亡。脑电图并不可靠，但血管造影、诱发电位和磁共振等技术可能有一定的作用。

## 修复脑：如何实现高质量的长寿

当代医学技术正在快速发展，这意味着人体四肢可以用机器进行修复、代替、移植或提高治愈进程。生活条件、生活方式和医疗保健的改善意味着越来越多的人活得越来越长，器官等"零件"的失效或磨损也不再意味着残疾或死亡。长生不死的限制因素便是脑和神经系统的衰竭，如果用其他方式予以克服，那么高质量的长寿很有可能。但这并不一定意味着它是可取的，其伦理意义需要一整本书来讲述。

身体的部分可以归为两种类型之一：一种是器官或四肢，如心脏、肝脏或手臂，这些都可以被移除，并替换上新的"插件"；另一种是像血管网络这样的系统，它们只可以被调整，可能不容易被替换。

虽然现在普遍认为移植合乎道德且可取，但它在最初被提出时遭到了大多数人的反对。为什么？移植假设的前提是我们不改变主体的身份，古人会怎么理解心脏移植？对一些人来说，这类似于将情感或灵魂移植转移到另一个人身上。不过，现代人已经不再如从前。当我们思考脑的程序时，同样的问题也会摆在我们面前。

如果被迫选择，大多数人会认为脑是自我的组成部分。因此，假如从安迪到鲍勃进行头部移植，实际上就是从鲍勃到安迪进行身体移植。因此，当我们谈论脑修复时，我们谈论的是小部分脑的改变或移植，因为更多的是改变一个人的身份。现在我们需要考虑让此事情变得重要的各种情况。

与年龄相关的脑变化会有几种不同的类型，从出生到死亡，我们每天都有大量的神经元死亡。假如我们每秒钟都会失去一个神经元，也就是每年失去约 3 100 万个。在出生后的几年，我们不再产生新的神经元，但因为人类有 1 000 亿个神经元，所以每年损失几百万不会有太大的影响。70 岁时，普通人仍然拥有 97% 的神经元。但是在脑中，正如我们所了解的，位置决定一切。如果神经损失集中在一个重要区域，一旦达到临界水平，它就可能会引起一些症状。这种情况在一些人身上比其他人发展得更快，因为这类人初始时的神经元较少，或者受到一种对神经元已产生损害的疾病影响。

另一种可能是，这种神经元丧失的速度是由基因决定的。这种关键的神经元丧失被称为神经变性。阿尔茨海默病就是其中一例，在这种情况下，颞叶中的神经元会丧失，从而导致记忆丧失；此外还有帕金森病，它影响了部分运动控制回路（基底节区）；再者就有运动神经元疾病，它会影响自主肌肉控制的神经，导致患者消瘦和瘫痪。在这些情况下，治疗的策略要么是预防退化，要么是替换丧失的细胞。而最有希望的替代方法是干细胞治疗。

干细胞是一种早期胚胎细胞，如果暴露在合适的触发环境中，它可以生成任何类型的细胞。这种细胞已被用于治疗血液病很多年，例如接受骨髓移植的白血病患者。骨髓干细胞通过手臂的静脉滴入，它们"知道"要进入骨髓中，并在骨髓中分裂和定向分化，直到所有不同的血细胞类型得到补充。如果有类似的系统来修复脑疾病，那就太好了。我们离这个愿望的实现还有多远？我们有可能找到它吗？

男性可以从女性那里接受移植，反之亦然。所有的细胞都含有一套完整的基因，这意味着可以通过寻找遗传标记来追踪移植的细胞。研究表明，接受男性骨髓移植的女性，其小脑中含有Y染色体的神经元。对此唯一的解释是，移植的骨髓干细胞迁移到小脑，成为神经元并被整合到受体的神经系统中。如果能够利用这一过程，我们就有可能使用激素和化学物质的混合物指导干细胞的去向，这样它们就可以被注射到静脉，并自动整合到神经系统中。

## 是什么阻止我们长生不死

对于生命，一直存在一个疑问：是什么阻止我们长生不死？有些人认为，我们必须衰老和死亡，这样才能为下一代让路，否则物种将无法生存。但没有证据证明这一点，且这与我们目前关于进化和选择的观点不一致。进化选择的是基因，而不是物种。正如理查德·道金斯（Richard Dawkins）[①]在《自私的基因》一书中描述的那样，个体是一种将基因传给下一代的载体。因此，我们应该是为生存而不是淘汰而设计的。对我们而言，变老这一事实意味着，要么衰老是基因的优势（进化使我们变老），要么不可能永远保持年轻（所以没有办法解决衰老的必然性）。接下来，让我们依次讨论每个问题。

## 是什么导致了衰老

在进一步讨论之前，我们应该先为"衰老"下一个定义。从受孕到成年是人的发育阶段，体内的细胞数量增加，体积增大，器官成熟，而衰老是成年后开始的过程。虽然这个定义并不精确，但它至少提供了一些参考。

衰老是不可避免的吗？细胞分裂时，会产生相同或几乎相同的细胞。从理论上讲，这种情况可能会一直持续下去，给我们源源不断的新细胞，以替换受损或磨损的老细胞。但是，细胞分裂具有不可忽视的内在属性，每个细胞都是一张蓝图，包含制作所有细胞成分的编码结构——DNA，它是一根缠绕在染色体上的长条。当DNA被复制时，进行复制的酶会提前"读取"长条，这样它才能

---

[①] 牛津大学教授，英国科学院院士，其著作《自私的基因》已成为20世纪百大经典名著之一。而在其著作《基因之河》中，道金斯以现代生物学的观点解释了生命进化的过程；还分析了实现生物信息在宇宙范围内爆炸需要跨越的各个门槛。该书中文简体字版已由湛庐文化策划，由浙江人民出版社于2019年10月出版。——编者注

复制当前位置的指令。而当酶到达 DNA 链的末端时，遗传密码的最后几个字母就不能被复制了，因为酶在提前读取的长条中已经被耗尽。如果该现象未解决，这将意味着，随着每个子细胞的产生，DNA 链会变得越来越短。解决方法是 DNA 链的最后部分包含一个出现了数百次的重复密码序列，即 GGGATT。

端粒酶是一种特殊的酶，每次细胞分裂时，它都会增加重复次数，能保护染色体，因为即使复制得比原始的短，它也只少重复了几次 GGGATT，而这可以通过端粒酶自动添加。在发育过程中，每个细胞中的端粒酶都很活跃；但当我们开始衰老时，端粒酶就被关闭了。我们知道，天生拥有更多 GGGATT 重复次数的人比那些重复频率少的人活得更长，所以 GGGATT 重复次数更多的人更长寿。但是我们为什么不直接打开端粒酶，这样染色体就会永远存在？因为实际上，端粒酶被重新激活的同时，癌细胞也会持续分裂——拥有不朽的细胞也有缺陷。

## 【一边繁殖，一边攻击】

人类生命长度的限制性因素不是被猎食，而是被感染。拥有一个好的免疫系统对生存是最基本的条件，而进化已经赋予了我们一个良好的防御系统。这个防御系统甚至好到可以让我们（下意识地通过气味）选择免疫系统模式尽可能不同的人作为伴侣。这样，我们的下一代就能够拥有这两个免疫系统中各自的优点。但是，拥有良好的免疫系统也会让我们付出代价。

正在发育的胎儿对母亲的身体就是一个"入侵者"。虽然胎儿的一半基因来自母亲，并不会诱发母亲免疫系统的攻击，但胎儿的另外一半有父亲的基因信息，它们对母亲的身体来说是陌生的。拥有一个无情的免疫系统意味着会把胎儿当作"入侵生物"，并发动攻击毁掉它。为了避免这一事情发生，母亲的免疫系统在怀孕期间通常会做出调整。但是一些有趣的研究表明，一个人的免疫系统越好，活得越长，拥有的孩子也越少。因此，对抗感染和繁殖后代之间在进化上存在一个权衡。

---

如果我们老了，会对后代有利吗？婴儿完全依赖父母，没有父母，他们生存下来的概率几乎为零。很显然，自然选择决定基因的走向，所以成年人可能会生存，直到他们的孩子长到足以养活自己。许多研究也表明，有祖父母的人的家庭规模也更大。换句话说，自然选择应该使我们生存下去，直到至少孙子辈出生，且他们能够向我们学习。因此，进化似乎不可能使我们衰老。事实上正如我们所说，人类的进化发生在老年期并不存在，衰老似乎不是"应该"的，而是我们别无选择。

### 我们不能永生的真正原因

进化尽可能地使人类活得更长久，但是也不可能"设计"出一个可以长生不死的人。尽管如此，现代人还是活到了 70 岁、80 岁或 90 岁，甚至越来越多的人活到了 100 多岁，这和"永远"没有区别。目前，我们无法解决的真正问题是，虽然我们可以替换心脏、肺、肝脏和肾脏，但我们无法替换脑。90 岁的脑中的神经元在 90 年前就已经存在了。神经元很奇怪，也很难维持。它们彼此构成一个复杂的连接网络。即使每天有一小部分神经元死亡，但会很快增加。如果身体能活 200 年，那我们死的时候都会精神错乱，很可能还会得帕金森病和运动神经元疾病。在人类进化过程中，涉及神经退行性变化的疾病基本上不存在，但随着我们活得越来越长，这些疾病的发生将变得更加频繁。

## 仿生学：解决寿命问题的可能性方案

对神经元寿命有限的问题，有一种可能的解决办法是用很容易升级或更新的电子设备取代它们。但这是在有限的范围内进行，比如帮助失聪的人获得听力的人工耳蜗；在脊椎损伤后，脊椎植入器可以使患者进行一些活动；通过视神经传递信号的仿生眼睛可以给失明的人一些视觉信息。但是，人体在所有这些装置的接触点处容易受到感染，同时也存在异物排斥反应问题。目前还没有人工脑叶或记忆的扩展，但是这些都已处于早期阶段，这项技术有可能为衰老问题提供神经机械学的解决方案。

如果排斥和感染问题能被克服,将年轻人连接到提供新信息的设备上,很可能会自动发展出解读设备的能力。之所以如此,可能是由于我们不能完全地通过硬件连接就能拥有一个特殊的身体。比如色盲或者多指的人会发展出适应的机能来应对这种情况。脑根据已有的身体状况进行发育。以后,可能会有一个硬件连接计划,即"迷你电脑",它为特殊的任务而设计,有感觉回路和运动回路,脑的不同区域有不同的功能,特别对年轻人来说,将非常灵活。

## THE BRAIN
章末总结

1. 人类的进化发生在老年期并不存在,我们变老似乎不是因为我们应该变老,而是因为我们别无选择。
2. 神经元寿命有限问题的一种可能的解决办法是,用很容易升级或更新的电子设备取代它们。

# THE BRAIN
结语

当第一个细胞利用电能与另一个细胞交流时,脑的发育就开始了。脑无处不在,以多种形式存在,但它们都在做着同样的事情:让身体活着,评估周围的环境,让身体远离危险,朝着目标前进。人类的脑也会花时间评估别人的脑可能在想什么,尽管这些想法是私密的。虽然这些脑在花时间试图控制其他脑对它们的看法,但它们做得非常好。

那么,我们的脑会将我们带向何处?几百万年后它们又会变成什么样子?未来的科技又将如何与我们的脑互动呢?

最初写作这本书的目的是希望能给"我们的脑是什么""脑会做什么"提供一个导向。或许,我们的脑自认为很了解自己,但我们仍然知之甚微。不过,我们已离开知识的安全港口,正在驶向更广阔的脑知识的海洋。在接下来的几年里,神经科学的进步将会揭示更多的东西,要比我们目前知道得更多。也许不久之后,我们就会真正了解关于人类脑的奥秘。

附录

# 脑部及神经系统的相关数据

以下数据来自几本教科书,都是估计值和平均值,你可以查阅资料来源获得相关的参考资料。所有数据都是关于人类的,除非另有说明。

## 全脑统计

**脑的平均质量**

| 对象 | 质量(g) | 对象 | 质量(g) |
| --- | --- | --- | --- |
| 成年人 | 1 300 ~ 1 400 | 新生儿 | 350 ~ 400 |
| 抹香鲸 | 7 800 | 长须鲸 | 6 930 |
| 大象 | 6 000 | 座头鲸 | 4 675 |
| 灰鲸 | 4 317 | 虎鲸 | 5 620 |
| 露脊鲸 | 2 738 | 领航鲸 | 2 670 |
| 瓶鼻海豚 | 1 500 ~ 1 600 | 海象 | 1 020 ~ 1 126 |
| 直立人 | 850 ~ 1 000 | 骆驼 | 762 |
| 长颈鹿 | 680 | 河马 | 582 |
| 豹形海豹 | 542 | 马 | 532 |
| 北极熊 | 498 | 大猩猩 | 465 ~ 540 |

续表

| 对象 | 质量（g） | 对象 | 质量（g） |
| --- | --- | --- | --- |
| 牛 | 425～458 | 黑猩猩 | 420 |
| 红毛猩猩 | 370 | 加州海狮 | 363 |
| 海牛 | 360 | 老虎 | 263.5 |
| 狮子 | 240 | 灰熊 | 234 |
| 羊 | 140 | 狒狒 | 137 |
| 成年恒河猴 | 90～97 | 狗（小猎犬） | 72 |
| 食蚁兽 | 72 | 河狸 | 45 |
| 大白鲨 | 34 | 护士鲨 | 32 |
| 猫 | 30 | 豪猪 | 25 |
| 松鼠猴 | 22 | 土拨鼠 | 17 |
| 兔 | 10～13 | 鸭嘴兽 | 9 |
| 鳄鱼 | 8.4 | 松鼠 | 7.6 |
| 负鼠 | 6 | 飞行狐猴 | 6 |
| 微型食蚁兽 | 4.4 | 豚鼠 | 4 |
| 环颈雉 | 4 | 刺猬 | 3.35 |
| 树鼩 | 3 | 仙女狐猴 | 2.5 |
| 猫头鹰 | 2.2 | 灰色鹧鸪 | 1.9 |
| 大鼠 | 2 | 仓鼠 | 1.4 |
| 大象鼩 | 1.3 | 家雀 | 1 |
| 欧洲鹌鹑 | 0.9 | 龟 | 0.3～0.7 |
| 牛蛙 | 0.24 | 毒蛇 | 0.1 |
| 金鱼 | 0.097 | 绿色蜥蜴 | 0.08 |

资料来源：Berta, A., etal.1999. *Marine Mammals. Evolutionary Biology*. San Diego: Academic Press; Blinkov, S.M. and Glezer, I.I. 1968. *The Human Brain in Figures and Tables: A Quantitative Handbook*. New York: Plenum Press; Demski, L.S. and Northcutt, R.G. 1996. "The brain and cranial nerves of the white shark: an evolutionary perspective" *in Great White Sharks. The Biology of Carcharodon carcharias*. San Diego: Academic Press; Mink, J.W., Blumenschine, R.J. and Adams, D.B. 1981. "Ratio of central nervous system to body metabolism in vertebrates: its constancy and functional basis". *Am. J.Physiology*, 241:R203－R212; Nieuwenhuys, R., Ten Donkelaar, H.J. and Nicholson, C. 1998. *The Central Nervous System of Vertebrates* 3, Berlin: Springer; Rehkamper, G., Frahm, H.D. and Zilles, K.1991. "Quantitative development of brain and brain structures in birds (Galliformes and Passeriformes). compared to that in mammals (Insectivores and Primates)". *Brain Beh. Evol.*, 37:125－143; Ridgway, S.H. and Harrison, S. 1985. *Handbook of Marine Mammals* 3. London: Academic Press.

## 附录 脑部及神经系统的相关数据

**脑的尺寸**

人脑与体重平均百分比：2%
人脑平均宽度：140mm
人脑平均长度：167mm
人脑平均高度：93mm
人脑神经元平均数量：1 000 亿
章鱼脑神经元数：3 亿
海兔神经系统中神经元数：18 000 ～ 20 000
水蛭每个节段神经节的神经元数：350
蝗虫的脑容量：6mm³

**脑的构成**

白质：60%
白质耗氧量：6%
灰质：40%
灰质耗氧量：94%

**其他数据（人脑）**

神经胶质细胞平均数量：神经元数的 10 ～ 50 倍
女性新皮质神经元数目：193 亿
男性新皮质神经元数目：228 亿
新皮质神经元平均损失量：85 000/ 天（3 100 万 / 年）
新皮质神经元平均丧失率：1 次 / 秒
年轻人新皮质胶质细胞平均数：390 亿
老年人新皮质胶质细胞平均数：360 亿
脑中髓神经纤维长度：150 000 ～ 180 000km
皮质突触数：1.5 亿
左右半球神经元数量的差异：1.86 亿（左侧更多）
下丘脑重量：4g
视交叉上核体积：3mm³
锥体束上交叉纤维数：1 100 000
胼胝体中纤维数：2.5 亿
胼胝体面积（矢状面中部）：6.2cm
脑供血丧失后失去意识的时间：8 ～ 10s
脑供血丧失后反射消失的时间：40 ～ 110s
神经元生长速度（早孕）：250 000/min

**脑的各个部位的体积百分比**

| 器官 | 老鼠（%） | 人类（%） |
|---|---|---|
| 大脑皮质 | 31 | 77 |
| 间脑 | 7 | 4 |
| 中脑 | 6 | 4 |
| 后脑 | 7 | 2 |
| 小脑 | 10 | 10 |
| 脊髓 | 35 | 2 |

资料来源：*Trends in Neuroscience,* November 1995.

**脑和肌肉的构成（%）**

| 构成 | 骨骼肌 | 全脑 |
|---|---|---|
| 水 | 75 | 77～78 |
| 脂肪 | 5 | 10～12 |
| 蛋白质 | 18～20 | 8 |
| 碳水化合物 | 1 | 1 |
| 可溶性有机物 | 3～5 | 2 |
| 无机盐 | 1 | 1 |

资料来源：McIlwain, H. and Bachelard, H.S. 1985. *Biochemistry and the Central Nervous System.* Edinburgh: Churchill Livingstone.

**大脑皮质总表面积（cm$^2$）**

人类：2 500
小鼩猴：0.8
大鼠：0.6
猫：83
非洲象：6 300
宽吻海豚：3 745
领航鲸：5 800
伪虎鲸：7 400

## 附录　脑部及神经系统的相关数据

**人类脑皮质的其他资料**

大脑皮质神经元总数：100 亿
大脑皮质突触总数：60 万亿
总的大脑皮质容积：
　额叶：41%
　颞叶：22%
　顶叶：19%
　枕叶：18%
皮质层数：6
大脑皮质厚度：1.5～4.5mm

**EEG**

$\beta$ 波频率：13～30Hz
$\alpha$ 波频率：8～13 Hz
$\theta$ 波频率：4～7 Hz
$\delta$ 波频率：0.5～4 Hz

**睡眠**

1965 年，兰迪·加德纳（Randy Gardner）创造了保持不睡觉的世界纪录——264 小时（11 天）。保持清醒纪录的保持者是莫琳·韦斯顿（Maureen Weston），她在摇椅上保持清醒的时间为 449 小时（18 天 17 小时）。《吉尼斯世界纪录大全》（1990）中记载的保持清醒纪录的创造者是罗伯特·麦克唐纳（Robert McDonald），他在摇椅上坐了 453 小时 40 分钟。

**小脑**

浦肯野细胞的多刺末端长度：40 700μm
浦肯野细胞树突小枝棘数：61 000
小脑皮质表面积：50 000cm$^2$
浦肯野细胞数量：1 500 万～2 600 万
浦肯野细胞突触数目最多可达 200 000 个

| 物种 | 小脑质量（g） | 体重（g） |
| --- | --- | --- |
| 老鼠 | 0.09 | 58 |
| 蝙蝠 | 0.09 | 30 |
| 飞狐 | 0.3 | 130 |
| 鸽子 | 0.4 | 500 |
| 豚鼠 | 0.9 | 485 |
| 松鼠 | 1.5 | 350 |
| 南美洲栗鼠 | 1.7 | 500 |
| 兔子 | 1.9 | 1 800 |
| 野兔 | 2.3 | 3 000 |
| 猫 | 5.3 | 3 500 |
| 狗 | 6.0 | 3 500 |
| 猕猴 | 7.8 | 6 000 |
| 羊 | 21.5 | 25 000 |
| 牛 | 35.7 | 300 000 |
| 人类 | 142 | 60 000 |

资料来源：Sultan, F. and Braitenberg, V. 1993. "Shapes and sizes of different mammalian cere bella. A study in quantitative comparative neuroanatomy." *J. Hirnforsch*, 34:79-92.

### 人类脑脊液

脑脊液总容积：125～150mL
脑脊液半衰期：3h
脑脊液日生成量：400～500mL
脑脊液比重：1.007
正常脑脊液颜色：清晰
脑脊液白细胞数：（0～3）/$mm^3$
脑脊液红细胞数：（0～3）/$mm^3$
正常颅内压：150～180mmHg

### 脑脊液和血清的组成

| 成分 | 脑脊液 | 血清 |
| --- | --- | --- |
| 水（%） | 99 | 93 |
| 蛋白质（mg/L） | 35E | 7 000E |
| 葡萄糖（mg/L） | 60E | 90E |

续表

| 成分 | 脑脊液 | 血清 |
|---|---|---|
| 渗透压（mOsm/L） | 295 | 295 |
| Na$^+$（mEq/L） | 138 | 138 |
| K$^+$（mEq/L） | 2.8 | 4.5 |
| Ca$^{2+}$（mEq/L） | 2.1 | 4.8 |
| Mg$^{2+}$（mEq/L） | 0.3 | 1.7 |
| Cl$^-$（mEq/L） | 119 | 102 |
| pH | 7.33 | 7.41 |

资料来源：Fishman, R.A. 1980. *Cerebrospinal Fluid in Disease of the Nervous System*. Philadelphia: Saunders.

**颅神经**

颅神经数目：12
Ⅰ：嗅神经
Ⅱ：视神经
　人视神经纤维数：1 200 000
　猫视神经纤维数：119 000
　白化病大鼠视神经纤维数：74 800
　视神经长度：50mm
Ⅲ：动眼神经
　动眼神经纤维数：25 000～35 000
Ⅳ：滑车神经
　滑车神经纤维数：2 000～3 500
　滑车神经核神经元数：2 000～3 500
Ⅴ：三叉神经
　三叉神经运动根纤维数：8 100
　三叉神经感觉根纤维数：140 000
Ⅵ：外展神经
　外展神经纤维数（脑干出口）：3 700
Ⅶ：面神经
　面神经纤维数（脑干出口）：9 000～10 000
　面神经核长度：2～5.6mm
　面神经核神经元数：7 000
Ⅷ：前庭蜗神经
Ⅸ：耳蜗神经
Ⅹ：迷走神经
　迷走神经背侧运动核长度：10mm
Ⅺ：副神经
Ⅻ：舌下神经
　舌下神经核神经元数：4 500～7 500
　舌下神经核长度：10mm

## 脊髓

人类脊髓神经元数：10 亿
人类脊髓长度：45 cm（男性），43 cm（女性）
人体脊柱长度：70 cm
猫脊髓长度：34 mm
兔脊髓长度：18 mm
人体脊髓质量：35g
兔脊髓质量：4g；大鼠脊髓质量（体重 400g）：0.7g
颈部膨大最大周长：38mm
腰部膨大最大周长：35mm

## 31 对脊神经

31 个节段
  颈髓：8 节
  胸髓：12 节
  腰髓：5 节
  骶髓：5 节
  尾髓：1 节

## 听觉

鼓膜表面积：85mm$^2$
咽鼓管长度：3.5～3.9cm
耳蜗内毛细胞数：10 000 个内毛细胞，30 000 个外毛细胞
听神经纤维数：28 000～30 000
听神经长度：2.5cm
耳蜗核神经元数：8 800
下丘脑神经元数：392 000
内侧膝状体神经元数目：57 万
听觉皮质神经元数：1 亿

## 听觉范围（Hz）

年轻人：20～20 000
老年人：50～8 000
大鼠：1 000～50 000
猫：100～60 000
海豚：200～150 000
大象：1～20 000

**续表**

金鱼：5～2 000
夜蛾：1 000～240 000
老鼠：1 000～100 000
海狮：100～40 000
人耳最敏感的听觉范围：1 000～4 000

资料来源：*Discover Science Almanac*. 2003. New York: Hyperion.

## 耳

外耳道长度：2.7cm
外耳道直径：0.7cm
锤骨质量：23mg
砧骨质量：25mg
镫骨质量：2～4mg
耳蜗长度：35mm
耳蜗宽度：10mm
耳蜗的转数：2.2～2.9
基底膜长度：25～35mm
基底膜宽度：150μm（耳蜗基部）
听觉痛阈：30分贝
听力损害阈值：90分贝（持续一段时间）

## 味觉

人类味蕾总数（舌头、上颚、脸颊）：10 000
舌头上味蕾的数：9 000
味蕾高度：50～100μm
味蕾直径：30～60μm
每个味蕾上的受体数：50～150
味觉感受器直径：10μm
味觉纤维直径：小于4μm
硫酸奎宁的味觉阈值：3.376mg/L（水）

## 嗅觉

人类嗅觉受体细胞数：1 200万
兔嗅觉受体细胞数：1亿
狗嗅觉受体细胞数：10亿

**续表**

猎犬嗅觉受体细胞数：40 亿
人嗅觉上皮（含嗅觉受体细胞）表面积：10cm$^2$
侦探犬嗅觉上皮的表面积：36 cm$^2$
一些狗的嗅觉上皮面积：170 cm$^2$
猫嗅觉上皮面积：21 cm$^2$
嗅觉上皮黏膜层厚度：20～50μm
嗅感受器轴突直径：0.1～0.2μm
远端嗅觉感受器细胞直径：1μm
嗅觉感受器细胞直径：40～50μm
嗅觉感受器细胞纤毛数：10～30
嗅觉感受器细胞纤毛长度：100～150μm
麝香检测阈值浓度：0.00004 mg／L（空气）


**视觉**

眼球长度：24.5mm
眼球体积：5.5cm$^3$
眼球质量：7.5g
两次眨眼之间平均时间：2.8s
单次眨眼平均持续时间：0.1～0.4s
角膜厚度：中心：0.54mm，四周：0.65mm
角膜直径：11.5mm
晶状体厚度：4mm，晶状体直径：9mm
晶状体成分：水65%，蛋白质35%
视网膜感受器细胞数：视锥细胞：500万～600万，视杆细胞：1.2亿～1.4亿
视网膜神经节细胞数：80万～100万
视神经纤维数：120万
外侧膝状体神经元数：57万
视觉皮质细胞数：5.38亿
可见光波长（人）：400～700nm
激发视杆细胞所需光量：1光子
激发视锥细胞所需光量：100光子
视杆细胞最大密度位置：中央窝 20°
视杆细胞的最大密度：16万/mm$^2$
视杆细胞的峰值密度：40万/mm$^2$
中央凹直径：1.5mm
正常眼压：10～20mmHg

**续表**

眼眶容积:30 毫升视
网膜面积:2 500mm$^2$
视网膜厚度:120 微米(100～230μm)
水溶液生产速率:2ml/min
体液循环:15 次/天
玻璃体占眼球容积:80%
红色视锥细胞的最长敏感波长:570nm
绿色视锥细胞的最长敏感波长:540nm
蓝色视锥细胞的最长敏感波长:440nm

**触觉**

皮肤质量(成人):4.1kg
皮肤面积(成人):1.9m$^2$
触觉感受器数:17 000
手神经末梢数:200/cm$^2$
触觉测量阈值(脸):5mg
两点阈值(手指):2～3mm
触觉小体长度:90～120μm
指尖受体密度:2 500/cm$^2$
指尖触觉小体密度:1 500/cm$^2$
指尖默克尔细胞密度:750/cm$^2$
指尖帕西尼安小球密度:75/cm$^2$
指尖鲁菲尼小体密度:75/cm$^2$
热痛阈:45℃

**神经元**

感觉神经元(大)质量:10$^{-6}$g
正常神经元突触数:1 000～10 000
神经元直径:4μm(颗粒细胞)～100μm(脊髓运动神经元)
神经元核直径:3～18μm
长颈鹿初级传入轴突长度(从脚趾到脖子):5m
鱿鱼巨轴突静息电位:70mV
动作电位传导速度:0.6～120m/s
单钠泵最大输送速率:200Na$^+$/s;130K$^+$/s
正常钠泵数:1 000/μm$^2$(膜表面)

**续表**

小神经元钠泵总数：100 万
钠通道密度（鱿鱼巨轴突）：300/$\mu m^2$
单个节点电压门控钠通道数：1 000～2 000/$\mu m^2$
节点间电压门控钠通道数：25/$\mu m^2$
无髓鞘轴突电压门控钠通道数：100～200/$\mu m^2$
微管直径：20nm
微丝直径：5nm
神经丝直径：10nm
神经元膜厚度：5nm
鱿鱼巨轴突膜厚度：50～100Å
单个神经元膜表面积：250 000 $\mu m^2$
1 000 亿个神经元膜表面积：25 000$m^2$
正常突触间距：20～40nm
高尔基法染色神经元百分比：5%
慢轴质转运速率：0.2～4mm/d（肌动蛋白、小管蛋白）
轴质转运速率：15～50mm/d（线粒体蛋白）
快速轴质转运速率：200～400mm/d（多肽、糖脂）
突触泡内神经递质分子数：5 000
突触囊泡直径：50nm（小），70～200nm
神经丝直径：7～10nm
微管直径：25nm
节点间长度：150～1500$\mu m$
髓磷脂构成物：脂质70%～80%；蛋白质20%～30%

### 离子浓度（mmol/L）

| | 鱿鱼神经元 | | 人类神经元 | |
|---|---|---|---|---|
| | 细胞内 | 细胞外 | 细胞内 | 细胞外 |
| $K^+$ | 400 | 20 | 140 | 5 |
| $Na^+$ | 50 | 440 | 6～15 | 145 |
| $CL^-$ | 40～150 | 5604～30 | 110 | |
| $Ca^{2+}$ | 0.0001 | 10 | 0.0001 | 1～2 |

资料来源：Purves et al. 1997. *Neuroscience*. Sunderland: Sinauer Associates.

**血液供给**

脑
  整体静息氧时大脑利用率：20%
  心脏流向大脑的血液：15～20%
  全脑血流（成人）：750ml/min
  全脑血流（成人）：54ml/（100g·min）
  全脑血流（儿童）：105ml/（100g·min）
  全脑耗氧量：46cm$^3$/min
  全脑耗氧量：3.3ml/（100g·min）
血管
  颈内动脉血流速度：180ml/min
  基底动脉血流速度：380ml/min
  椎动脉直径：2～3mm
  成人颈动脉直径：6mm
  新生儿颈动脉：2.5mm

# THE BRAIN
参考资料

Bear, M.F., Connors, B.W. and Pradiso, M.A. 2001. *Neuroscience: Exploring the Brain*, 2nd edition. Baltimore: Lippincott Williams and Wilkins.

Boron, W.F. and Boulpaep, E.L. 2003. *Medical Physiology. A Cellular and Molecular Approach.* Philadelphia: Saunders.

Bradshaw, J. 1992. "Behavioural biology" in C. Thorne, ed., *The Waltham Book of Dog and Cat Behaviour.* Oxford: Pergamon Press.

Burrows, M. 1996. *The Neurobiology of the Insect Brain.* Oxford: Oxford University Press.

Caviness Jr, et al. 1998. *Cerebral Cortex,* 8:372–384.

Farbman, A.I. 1987. "Taste Bud" in G. Adelman, ed., *Encyclopedia of Neuroscience.*

London: Elsevier.

Groves and Rebec 1988. *Introduction to Biological Psychology,* 3rd edition. Dubuque: Wm.C.Brown.

Guyton, A.C. 1986. *Text book of Medical Physiology.* London: Saunders.

Hille, B. 1984. *Ionic Channels of Excitable Membranes.* Sunderland: Sinauer.

Kalat, J.W. 1998. *Biological Psychology,* 6th edition. Sunderland: Sinauer.

Koch, C. 1999. *Biophysics of Computation. Information Processing in Single Neurons.* New York: Oxford University Press.

Moller, A.R. 2000. Hearing: *Its Physiology and Pathophysiology.* San Diego: Academic Press.

Nieuwenhuys, R., Ten Donkelaar, H.J. and Nicholson, C. 1998. *The Central Nervous System of Vertebrates,* 3. Berlin: Springer.

Nolte, J. 1999. *The Human Brain.* London: Mosby.

Northern, J.L. and Downs, M.P. 2002. *Hearing in Children,* 5th edition. Philadelphia : Lippincott Williams and Wilkins.

Pakkenberg, B. and Gundersen, H.J.G. 1997. "Neocortical neuron number in humans: effect of sex and age". *J. Comp. Neurology,* 384:312 - 320.

Pakkenberg, B., Pelvig, D., Marner, L., Bundgaard, M.J., Gundersen, H.J.G., Nyengaard, J.R. and Regeur, L. 2003. "Aging and the human neo-cortex". *Exp. Gerontology,* 38:95 - 99.

Peters, A. and Jones, E.G. 1984. *Cerebral Cortex.*

Ridgway, S.H. 1987. *The Cetacean Central Nervous System.* In G.Adelmon, ed., *Encyclopedia of Neuroscience.* London: Elsevier.

Schiffman, H.R. 2001. *Sensation and Perception. An Integrated Approach.* New York: John Wiley and Sons.

Shepherd, G.M. 1998. *The Synaptic Organization of the Brain.*

Shier, D., Butler, J.and Lewis, R. 2004. *Hole's Human Anatomy & Physiology.* Boston: McGraw Hill.

Sinclair S.1985. *How Animals See.* New York: Facts on File.

Williams, R.W. and Herrup, K. 1988. *Ann. Review Neuroscience*, 11:423 – 453.

Willis and Grossman 1981. *Medical Neurobiology.* St Louis: Mosby.

## 致谢

在本书出版的过程中，许多人给我们提供了很大的帮助。我们对此深表感激。

首先要感谢善良又很有耐心的编辑，来自 Oneworld 出版公司的维多利亚·罗达姆（Victoria Roddam）；再次要感激我们的文案编辑安·格兰德（Ann Grand）；还有那些不具名的预读者，他们的建议对改进书稿很有帮助。许多朋友和家人通过多次阅读和聆听本书不同版本所给出的建议，对我们帮助也极大。特别需要感谢的是凯西·理查兹（Cathy Richards）、萨莉·库茨（Sally Coutts）和苏·理查兹（Sue Richards）对本书支持。

本书中的插图来自优秀且观察入微的艺术家夏洛特·詹姆斯（Charlotte James）。

## THE BRAIN
译者后记

2019年5月,由我和其他合作译者共同翻译的通识科普类读物《人人都该懂的心理学》出版。自该书出版至今已经过去一年有余。这段时间,我偶尔倍感压力,主要是因为《人人都该懂的脑科学》的译稿仍然静静地躺在我的电脑里。《人人都该懂的脑科学》在2019年中旬已经由两位合作译者翻译完成,我由于没能找出一段相对连续的完整时间而无法在第一时间完成对译稿的最后校对和整理。令我欣慰的是,在充分利用了寒假和春节假期的基础上,我终于在2020年初完成了对译稿的二次检查和校对,使得本书在2020年夏天能够和感兴趣的读者见面,也算完成了我的一桩心愿。

假设《人人都该懂的脑科学》这本书放在

十多年前出版，我猜这本书可能会处于无人问津的窘境。但是令人欢欣鼓舞的消息是，近年来，脑科学和人工智能学科在国内快速发展，已经不仅仅是学术界关注的热点，在给公众生活带来巨大影响和变化的同时引起了公众对这些领域相关进展的热烈关注和讨论。甚至有的学者步伐迈得更大一些，开始基于目前脑科学和人工智能的进展对未来人类社会的何去何从做大胆的假设和预测，这一点尤其可以在由历史学者尤瓦尔·赫拉利撰写的畅销书《未来简史》中窥见一斑。既然一位研究历史的学者都可以根据掌握的脑科学和人工智能领域的最新进展来描述这些学科的进展会如何影响人类社会的进程，那么耕耘于脑科学相关研究领域的我就更有理由和更自信地认为，脑科学的快速发展必然会带来人类对自身智能本质的颠覆性认识，这一颠覆性认识影响下的人工智能的快速发展也必将有力地塑造既有的人类社会的架构。

我想读到这儿，有的读者其实已经能够或多或少地感受到"智能化"已经渗透到人们生活的方方面面。其实作为脑科学领域的一名学者，我信心满满地认为，人类社会至少在过去几年里，已经逐渐从信息时代开始走入智能化时代。在智能化时代伊始，我想每个人，包括我，都切实地感受到了智能化带给我们的激动人心的一面，同时也感受到了它带给我们的有力冲击和挑战的一面。

在智能化以前的时代，我们可以大体上认为，我们更多地集中精力认识人类所处的外部世界，这最终会让我们知道我们到底从哪里来，未来大体上可能会去哪里。随着迈入智能化时代，我想人们

## 译者后记

会把更多的精力放在认识我们自己的本质上，从而最终会让我们知道我们为什么是我们认为的样子，未来自己到底该往何处去。狄更斯在《双城记》中写道："这是最好的时代，这是最坏的时代；这是智慧的时代，这是愚蠢的时代；这是信仰的时期，这是怀疑的时期；这是光明的季节，这是黑暗的季节；这是希望之春，这是失望之冬。"在我看来，狄更斯这段话也适用于进入智能化时代的人类社会。

正是基于此，我才愿意在两年多前接受翻译《人人都该懂的脑科学》这本书的任务。我对翻译此书别无其他想法，只是希望能通过翻译本书让对脑科学感兴趣的读者有这么一本通识科普类的资料可参考。《人人都该懂的脑科学》的英文原著包括三大部分，总共十八章的内容。这十八章的内容是由浅入深、层层递进的。您可以在第一部分了解到人脑研究的短暂历史、脑的演化特点和神经纤维等知识。通过阅读第二部分的内容，您可以了解到单个神经元是如何构成为一个完整的脑的；这一部分包含的四章内容分别向您介绍脑的发育特点、脑的解剖结构、支撑脑的各种结构和脑的功能特点等内容。在第三部分，您可以更详细地了解到脑承担的功能。在这部分，通过十章的内容分别介绍了脑的意识功能、记忆功能、睡眠功能、运动功能、感觉功能、视觉-空间信息加工功能、语言和加工音乐信息的功能、情绪功能以及神经障碍和脑衰老带来的问题等。

这本书各章的翻译分工如下：序言、图注及第一章至第七章，莫媛（南京大学心理学系2017级硕士研究生）；第八章至第十七章、结语和附录，杨舒程（南京大学心理系2016级硕士研究生）。所有翻译人员在完成第一稿的翻译和校对以后，我十分详细和细致地对译稿进行了二次检查和纠正。我在这里要特别感谢参加翻译的两位人员的辛勤工作！这里必须要特别感谢陈思珺女士在核对最终译稿字句时给予的无私帮助。本书初稿其实在一年多前就已经完成，但是由于我本人事务繁忙，我花费大概半年的时间来完成本书的审校。本书翻译的最终版本由我再次审阅和校对，由于翻译的瑕疵给读者阅读过程中带来的"不愉快"，我提前向各位读者表示歉意。

感谢湛庐文化的编辑从一开始就给了我们宽松的翻译环境。虽然按照原计划延迟了半年多才得以完成，但是编辑的耐心和宽容让我和其他合作译者十分感动。您阅读本书后如有与脑科学相关研究的具体问题或者建议，欢迎致信 yansongli@nju.edu.cn 共同交流和探讨。我和其他合作译者再次向大家提前表达诚挚的感谢！

李岩松

南京大学心理系

2020年7月8日

# 未来，属于终身学习者

我这辈子遇到的聪明人（来自各行各业的聪明人）没有不每天阅读的——没有，一个都没有。巴菲特读书之多，我读书之多，可能会让你感到吃惊。孩子们都笑话我。他们觉得我是一本长了两条腿的书。

——查理·芒格

互联网改变了信息连接的方式；指数型技术在迅速颠覆着现有的商业世界；人工智能已经开始抢占人类的工作岗位……

未来，到底需要什么样的人才？

改变命运唯一的策略是你要变成终身学习者。未来世界将不再需要单一的技能型人才，而是需要具备完善的知识结构、极强逻辑思考力和高感知力的复合型人才。优秀的人往往通过阅读建立足够强大的抽象思维能力，获得异于众人的思考和整合能力。未来，将属于终身学习者！而阅读必定和终身学习形影不离。

很多人读书，追求的是干货，寻求的是立刻行之有效的解决方案。其实这是一种留在舒适区的阅读方法。在这个充满不确定性的年代，答案不会简单地出现在书里，因为生活根本就没有标准确切的答案，你也不能期望过去的经验能解决未来的问题。

而真正的阅读，应该在书中与智者同行思考，借他们的视角看到世界的多元性，提出比答案更重要的好问题，在不确定的时代中领先起跑。

## 湛庐阅读App：与最聪明的人共同进化

有人常常把成本支出的焦点放在书价上，把读完一本书当作阅读的终结。其实不然。

---

时间是读者付出的最大阅读成本
怎么读是读者面临的最大阅读障碍
"读书破万卷"不仅仅在"万"，更重要的是在"破"！

---

现在，我们构建了全新的"湛庐阅读"App。它将成为你"破万卷"的新居所。在这里：

● 不用考虑读什么，你可以便捷找到纸书、电子书、有声书和各种声音产品；
● 你可以学会怎么读，你将发现集泛读、通读、精读于一体的阅读解决方案；
● 你会与作者、译者、专家、推荐人和阅读教练相遇，他们是优质思想的发源地；
● 你会与优秀的读者和终身学习者为伍，他们对阅读和学习有着持久的热情和源源不绝的内驱力。

下载湛庐阅读App，
坚持亲自阅读，
有声书、电子书、阅读服务，
一站获得。

# 本书阅读资料包
## 给你便捷、高效、全面的阅读体验

### 本书参考资料
湛庐独家策划

- ☑ **参考文献**
  为了环保、节约纸张,部分图书的参考文献以电子版方式提供

- ☑ **主题书单**
  编辑精心推荐的延伸阅读书单,助你开启主题式阅读

- ☑ **图片资料**
  提供部分图片的高清彩色原版大图,方便保存和分享

### 相关阅读服务
终身学习者必备

- ☑ **电子书**
  便捷、高效,方便检索,易于携带,随时更新

- ☑ **有声书**
  保护视力,随时随地,有温度、有情感地听本书

- ☑ **精读班**
  2~4周,最懂这本书的人带你读完、读懂、读透这本好书

- ☑ **课 程**
  课程权威专家给你开书单,带你快速浏览一个领域的知识概貌

- ☑ **讲 书**
  30分钟,大咖给你讲本书,让你挑书不费劲

**湛庐编辑为你独家呈现**
助你更好获得书里和书外的思想和智慧,请扫码查收!

(阅读资料包的内容因书而异,最终以湛庐阅读App页面为准)

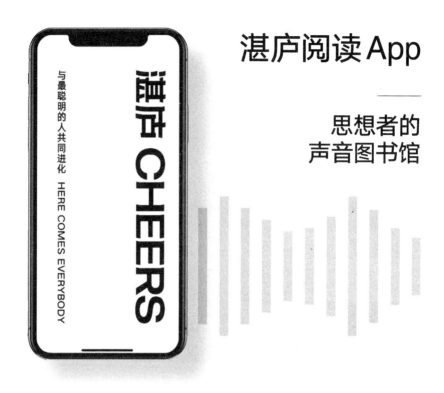

# 湛庐阅读App

## 思想者的声音图书馆

**倡导亲自阅读**

不逐高效,提倡大家亲自阅读,通过独立思考领悟一本书的妙趣,把思想变为己有。

**阅读体验一站满足**

不只是提供纸质书、电子书、有声书,更为读者打造了满足泛读、通读、精读需求的全方位阅读服务产品 —— 讲书、课程、精读班等。

**以阅读之名汇聪明人之力**

第一类是作者,他们是思想的发源地;第二类是译者、专家、推荐人和教练,他们是思想的代言人和诠释者;第三类是读者和学习者,他们对阅读和学习有着持久的热情和源源不绝的内驱力。

# 以一本书为核心

遇见书里书外，更大的世界

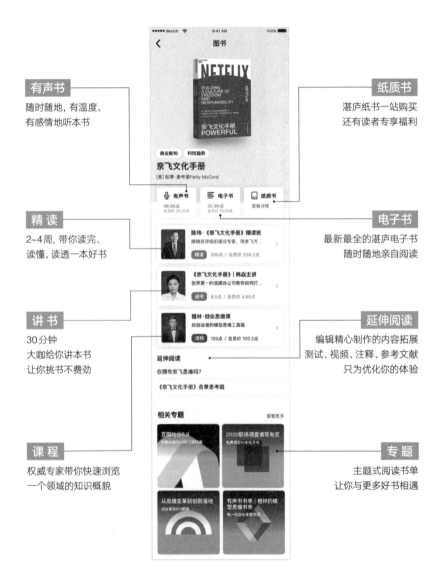

**有声书**
随时随地，有温度、有感情地听本书

**精读**
2~4周，带你读完、读懂、读透一本好书

**讲书**
30分钟
大咖给你讲本书
让你挑书不费劲

**课程**
权威专家带你快速浏览一个领域的知识概貌

**纸质书**
湛庐纸书一站购买
还有读者专享福利

**电子书**
最新最全的湛庐电子书
随时随地亲自阅读

**延伸阅读**
编辑精心制作的内容拓展
测试、视频、注释、参考文献
只为优化你的体验

**专题**
主题式阅读书单
让你与更多好书相遇